aromaterapia
& óleos essenciais

manual de uso para o dia a dia

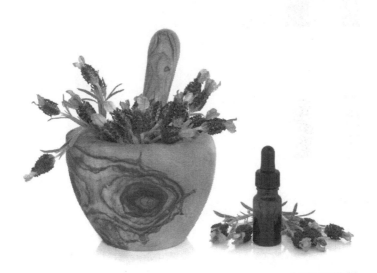

Flávio Gonçalves Penteado

aromaterapia
& óleos essenciais
manual de uso para o dia a dia

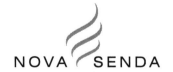

AROMATERAPIA E ÓLEOS ESSENCIAIS
Copyright© Editora Nova Senda

Revisão: *Luciana Papale*
Capa e diagramação: *Décio Lopes*

DADOS INTERNACIONAIS DE CATALOGAÇÃO DA PUBLICAÇÃO

Penteado, Flávio Gonçalves

Aromaterapia e óleos essenciais: manual de uso para o dia a dia/ Flávio Gonçalves Penteado – 2ª edição – São Paulo – Editora Nova Senda – 2021.

ISBN 978-85-66819-26-7

1. Aromaterapia 2. Medicina Natural I. Título.

Proibida a reprodução total ou parcial desta obra, de qualquer forma ou por qualquer meio, seja eletrônico ou mecânico, inclusive por meio de processos xerográficos, incluindo ainda o uso da internet sem a permissão expressa da Editora Nova Senda, na pessoa de seu editor (Lei nº 9.610, de 19.02.1998). O conteúdo desta obra é de inteira responsabilidade do autor.

Direitos exclusivos reservados para Editora Nova Senda.

EDITORA NOVA SENDA
Rua Jaboticabal, 698 – Vila Bertioga – São Paulo/SP
CEP 03188-001 | Tel. 11 2609-5787
contato@novasenda.com.br | www.novasenda.com.br

Agradecimentos

Mais uma vez não poderia deixar de agradecer a minha esposa e a minha filha, que sempre me apoiaram em meus projetos e que, de alguma forma, me deram a liberdade necessária para eu passar algumas noites em claro escrevendo.

Agradeço também ao meu editor, Décio Lopes, pela confiança a mim depositada. Este livro é diferente de tudo que já escrevi, porém, não tão distante, pois a Aromaterapia fala de espiritualidade e autoconhecimento. Obrigado por acreditar!

Agradeço também aos meus Guias Espirituais, que me protegem e me guiam nesse caminho maravilhoso que encontrei tardiamente, mas com muita alegria.

Sumário

Introdução 9
Conhecendo a Aromaterapia 13
Os óleos essenciais 19
Atuação dos óleos essenciais 31
Como utilizar os óleos essenciais 33
Contra indicações, precauções e cuidados 43
Cuidados com os óleos essenciais 47
Óleos essenciais em situações de emergência 51
Os óleos essenciais e sua relação com os chakras 55
Os óleos essenciais e a astrologia 63
A personalidade e os aromas 67
Óleos essenciais e suas aplicações 69
Outros óleos essenciais e suas aplicações 81
Aromaterapia na prática 101
Óleos essenciais e os disturbios do organismo 111
Consulta rápida 119
Glossário de Aromaterapia 125
Bibliografia 128

Introdução

Desde muito cedo aprendemos que temos cinco sentidos. Ao nascer, cada criança é instantaneamente estimulada a desenvolver esses sentidos. O padrão de normalidade de um indivíduo, tirando o aspecto físico e mental, se baseia na capacidade que temos de ver, ouvir, sentir cheiros e sabores e a nossa percepção pelo tato. No dia a dia, porém, esquecemos o quanto são importantes esses cinco sentidos, e não digo isso apenas para nossa sobrevivência, mas, sim, para o nosso autoconhecimento. Buscar a cura de nossos males, que podem ser físicos, mentais ou espirituais, é um grande desafio.

Mas será que podemos obter essa cura apenas com os nossos cinco sentidos? Eu acredito que a cura pode vir se prestarmos atenção aos sinais que nosso corpo nos dá, por meio de nossos sentidos.

Quem nunca olhou para uma linda paisagem e sentiu paz de espírito? Ou ouviu uma música que tocou seu coração e mudou seu humor de uma hora para outra? Quem nunca sentiu em suas mãos uma textura suave que lhe fez pensar em coisas boas? Ou comeu uma comida saborosa que lhe trouxe boas lembranças ou que tenha sentido prazer ao saboreá-la? E quem nunca sentiu um perfume que lhe remeteu a infância ou lhe deu autoconfiança para buscar aquilo que queria? Deu para perceber como os cinco sentidos são mais importantes para nós do que simplesmente uma atividade motora e mecânica?

    E como tudo isso pode nos ajudar a mudar, a buscar a cura para nossos males? É simples. Quando mudamos nossos pensamentos, nosso comportamento e nossas atitudes mudam nossa frequência vibratória. Mudar nossa energia é crucial para curarmos os nossos males.

    Muitos falam em mistérios da vida, mas esses mistérios estão bem diante de nossos olhos, basta querermos enxergá-los e usá-los a nosso favor.

    Uma das principais ferramentas ou técnicas de terapia holística está justamente ligada a um dos cinco sentidos do ser humano: o olfato. Estou falando da Aromaterapia, a terapia do aroma, a terapia do cheiro. Essa técnica nos auxilia no tratamento de muitos males que nos aflige nos dias de hoje. Parece que a correria do dia a dia, a busca desenfreada por poder ou sucesso financeiro, nos fez colocar nosso corpo no modo automático e, com isso, não percebemos os sinais que são enviados para que tiremos o pé do acelerador e e nos voltemos mais para dentro de nós mesmos. Jesus disse: "Nem só de pão vive o homem", mas, hoje, temos de dizer também "nem só de poder e de dinheiro vive o homem". De que vale poder e riqueza se não podemos usá-las por que estamos doentes, frustrados, deprimidos e cansados da correria?

Precisamos diminuir um pouco esse ritmo frenético que se tornou a nossa vida e começarmos a nos preocupar com nós mesmos. Pois, não estando bem, como podemos ajudar aqueles que amamos? Como seguir um dos ensinamentos mais importantes, que particularmente para mim não deveria estar ligado a nenhuma religião, que é "amar ao próximo como a si mesmo".

Mas isso não está na Bíblia? Sim, mas eu lhe garanto que, se buscarmos um mundo melhor, sem violência, sem falta de respeito, esse ensinamento deveria ser regra para todos, não um preceito religioso, pois, com amor, temos respeito, tolerância, humildade e caridade.

A Aromaterapia é uma técnica da terapia holística que visa ao autoconhecimento, não só devido ao seu conteúdo, mas também por seu corpo, na qual vamos conhecendo um pouquinho mais de nós mesmos, sempre buscando nosso equilíbrio, nossa harmonia e nossa evolução.

Quando comecei a escrever este livro, tive momentos que me levaram a querer desistir. Meu corpo estava cansado, tive até dificuldades com o meu computador. Porém, logo consegui assumir o controle e a me reequilibrar. Procurei me valer das técnicas aqui apresentadas e, graças a isso, apresento mais uma obra para vocês. Sinto um orgulho imenso de poder contribuir com aqueles que realmente se mostram interessados na busca por um equilíbrio pessoal, como também com aqueles que buscam ajudar a si mesmo e ao próximo.

Eu convido o leitor a desvendar esse mistério, e a explorar o universo dos aromas. Se entregue a grande viagem que é o conhecimento, o prazer e as descobertas. Temos o poder do milagre da cura de nossos males. Somos todos centelhas divinas, mesmo aqueles que não acreditam. E mesmo para esses, podemos dizer que somos todos seres de pura energia.

Uma boa leitura a todos!!!

Conhecendo a Aromaterapia

Antes de entrarmos efetivamente no assunto Aromaterapia, vamos falar um pouco de história.

Etimologicamente, a palavra Aromaterapia é composta por duas outras palavras: *aroma* e *terapia*, que também podemos chamar de "terapia dos aromas", ou para quem ainda preferir, popularmente falando, "terapia do cheiro". Podemos associar a essa terapia o simples fato de se usar um perfume, que em muitos casos eleva nossa autoestima e nos faz vibrar em outra sintonia.

A Aromaterapia é considerada por muitos um ramo da Fitoterapia, que é a utilização de óleos essenciais retirados das plantas para promover o bem-estar, a saúde e o equilíbrio dos indivíduos. E tem como base estrutural, que cada aroma possui uma propriedade específica, e que estas acionam respostas em nosso cérebro, conduzindo a resultados que nos auxiliam em diversas áreas do nosso corpo.

Segundo estudos recentes realizados pela brasileira Bettina Malnic, bioquímica do Instituto de Química da Universidade de São Paulo (IQ-USP), os aromas exercem forte influência em nosso cérebro. Bettina decifrou o que se pode chamar de código dos cheiros, ou seja, como as diferentes moléculas de odor interagem com os neurônios e disparam as informações que serão interpretadas pelo cérebro, permitindo aos seres humanos distinguir um repertório com milhares de odores.

Nosso nariz é revestido por mucosas compostas por milhões de células, chamadas de receptores olfativos. Em contato com o meio ambiente (o ar exterior), esses receptores captam os odores e enviam ao nosso cérebro como mensagem codificadas. O meio pela qual essas mensagens são enviadas é chamado de nervo olfativo. Essas mensagens são decodificadas pelo nosso Sistema Límbico, um local de nosso cérebro em que são registradas as atividades senso-motoras mais primitivas, que são a fome, a sede e o sexo, e nos causa sensações de alegria, saudade, tristeza, etc.

Por essa razão, é muito comum nos lembrarmos de alguma situação ou simplesmente olharmos para trás em um instinto mecânico para ver quem é a pessoa que passou com um determinado perfume que nos agrada.

Há também aqueles casos em que simplesmente sentimos repulsa a um cheiro desagradável e torcermos o nariz, ou mesmo tampamos o nariz com a mão, para evitar que tal cheiro entre em nossas narinas.

Essas sensações e sentimentos são registrados em nosso cérebro, e toda vez que esses aromas surgirem novamente, nos trará sentimentos já registrados anteriormente.

Isso me fez lembrar um perfume que eu usava há alguns anos, quando trabalhava como executivo em uma empresa de telefonia. Nunca mais usei aquele perfume, recentemente, ganhei um frasco da mesma essência e, logo que usei, minha filha se lembrou daquela época. Isso mostra como os aromas são importantes na nossa vida.

O olfato é um poderoso acionador do nosso sistema nervoso central, nos proporcionando alterações de humores que nos auxiliam na cura de males que nos aflige nos dias de hoje.

A utilização dos aromas e das fragrâncias é anterior a era cristã, temos comprovações de que os Egípcios faziam largo uso de bálsamos, de incensos, de banhos e de óleos essenciais. Na Índia, há mais de 6.000 anos, também faziam a utilização dos aromas como terapia.

A Aromaterapia só foi encarada de forma terapêutica quando ressurgiu na Europa, nos meados de 1924, ocasião em que o Dr. Jean Valnet publicou o livro *Aromatherápie*.

O *Livro de Medicina Interna*, do Imperador Chinês Huang Di, mais conhecido como o Imperador Amarelo, escrito em 2.697 a.C., explica diversas utilizações de plantas e seus aromas para tratamentos diversos.

O povo egípcio era grande apreciador de óleos essenciais, não só pelos seus perfumes, mas também pelas suas propriedades curativas para o corpo e para a alma também.

A Bíblia nos traz passagens que demonstram a utilização da Aromaterapia, mesmo que não utilizada por esse nome. Cristo recebeu de presente dos três Reis Magos incenso e mirra, que representavam fartura e serviam como repelente.

Os hebreus utilizavam o incenso nas consagrações de seus templos e altares. Assim como em iniciações de sacerdotes, pois acreditavam na força dos aromas.

A própria Igreja Católica começou a utilizar incensos por acreditar que alguns aromas entorpeciam seus fiéis, acalmando-os e os preparando para as suas pregações religiosas e seus rituais.

Várias religiões magísticas fazem a utilização do incenso ou da defumação. Há certa crença de que a fumaça, o fogo, o vegetal e o aroma trazem em si os cinco elementos da natureza (Água, Fogo, Ar, Terra e o Éter).

A Aromaterapia ficou mais evidente quando o químico francês, René-Maurice Gattefossé, após uma explosão em seu laboratório, teve queimaduras severas em sua mão e, com dor intensa, sentindo a necessidade de resfriá-la, mergulhou-a em um recipiente com óleo essencial de lavanda, óleo este utilizado no laboratório de perfumes de sua família. Ele verificou que, em poucos minutos, a ardência e o aspecto avermelhado da queimadura desapareceram. Como era um grande estudioso e investigador, continuou a aplicar o mesmo óleo essencial sobre a área afetada de sua pele e foi verificando que sua regeneração foi rápida, indolor e sem marcas da queimadura. A partir daí Gattefossé começou a pesquisar sobre as plantas e seus óleos essenciais e sua possível utilização em terapias.

O uso dos óleos essenciais atravessou fronteiras e começou a ser utilizado também em cosméticos, tratando não apenas a saúde, mas também a estética, que não deixa de estar ligada ao bem-estar como um todo. Partimos do princípio que, se estamos bem com nossa aparência, nossa autoestima aumenta e, com isso, sentimos mais amor, o que nos auxilia em tratamentos ligados à mente, ao psicológico, e eleva nossas vibrações, aumentando o cuidado com o nosso ser espiritual.

O campo da Aromaterapia é vasto, e ainda tem muito a ser explorado. No Brasil, a Aromaterapia ainda não é regulamentada, causando um descontrole na atividade do profissional aromaterapeuta, como também na produção e na comercialização de óleos essenciais. Esse descaso facilita a produção de produtos falsificados e gera profissionais sem qualificação, que acabam por atrapalhar mais do que ajudar em tratamentos complementares.

Nosso país, o Brasil, é um dos maiores produtores de óleos essenciais da América Latina, porém, estamos muito distantes ainda de uma produção séria e com o profissionalismo que a Aromaterapia merece. Mas nem tudo está perdido, com essa nova abertura em busca do conhecimento, talvez possamos, em breve, ter mais produtos de qualidade e profissionais bem mais preparados no mercado. Eu acredito!

Os óleos essenciais

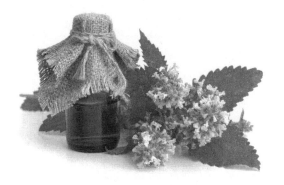

Quando falamos em Aromaterapia, estamos falando ao mesmo tempo sobre óleos essenciais, que são os óleos extraídos das plantas por diversas técnicas diferentes, para diferentes usos, tanto nessa técnica, como em outras finalidades. Cada óleo tem uma propriedade definida, conforme o tipo de planta da qual foi extraído. Por planta, quero dizer, de modo geral, as ervas, as flores, os frutos, etc.

Os Óleos essenciais são substâncias voláteis extraídas de partes específicas das plantas, principalmente por meio de destilação e prensagem. São substâncias líquidas que possuem aparência oleosa e geralmente aromáticas, o que se deve a suas características físico/química, sendo sua volatilidade seu principal atributo, diferenciando assim, dos óleos fixos extraídos de sementes. Outra característica muito importante é seu aroma forte que, por consequência disso, são chamados de essenciais.

Esses óleos apresentam solvência limitada em água, porém, o suficiente para torná-la aromatizada. Isso quer dizer que não se dissolvem em sua totalidade na água.

Além dos óleos essenciais naturais, há no mercado produtos sintéticos que são puras imitações ou têm composição fantasiosa, tentando se igualar às propriedades das verdadeiras essências naturais. Produtos sintéticos não são utilizados pela farmacopeia, muito menos pela Aromaterapia. Por isso, cuidado quando escolher um óleo essencial, existem muitas imitações ou falsificações baratas que estão longe de ser puros, o que é necessário para um verdadeiro processo de terapia.

Para se ter uma ideia, para se obter 500 g de óleo essencial de eucalipto é necessário 23 kg da folha desta planta, e para a mesma quantidade do óleo essencial de rosas, é necessária mais de uma tonelada de pétalas.

Os óleos essenciais cítricos como o limão, a bergamota, a laranja, etc., são extraídos das cascas dos frutos.

De uma mesma espécie de planta, é importante citar, podemos retirar óleos essenciais de mais de um tipo, diferenciando seu uso e sua aplicação. Por exemplo, o óleo essencial de canela, quando retirado da casca tem uma finalidade, quando extraído das folhas tem outra e, ainda, quando a extração é feita da raiz seu efeito é outro.

Óleos essenciais nunca vão ter a mesma ação ou o mesmo resultado quando usado no corpo, pois suas constituições são distintas. Já na contramão disso, os sintéticos apresentam utilização única para várias atuações. Um exemplo que podemos citar são os produtos sintéticos que prometem curar desde uma unha encravada até tumores seríssimos. Claro que há um exagero nisso que falei, mas é um exemplo que sei que muitos vão associar a alguns produtos no mercado.

Os óleos essenciais naturais possuem frequência vibratória altíssima, que pode ser medida e comprovada. Segundo Dr. Royal Raymond Rife, nosso corpo tem frequência vibratória que varia de 62 a 68 MHz. Quando deixamos essa frequência baixar, nosso sistema imunológico fica debilitado e perdemos nossas defesas contra o meio externo e interno. Já os óleos essenciais que possuem suas estruturas moleculares íntegras, têm frequência que varia de 52 a 320 MHz e, com essa frequência energética elevada, nenhum fungo, bactéria ou vírus consegue sobreviver. Assim, podemos entender que os efeitos antibióticos e antiviróticos, da maioria dos óleos essenciais, são poderosos. Os óleos essenciais nos ajudam a elevar nossa frequência vibratória.

Pesquisas de laboratório verificaram que os vírus, os fungos e as bactérias não criavam resistência aos óleos essenciais, como acontece com os antibióticos convencionais.

Por possuírem oxigênio em sua estrutura, os óleos essenciais são excelentes regeneradores, pois o oxigênio possui essa característica em nosso corpo; a de regenerar nossas células. Por isso, eles são antioxidantes naturais que trabalham na regeneração, na cura e na limpeza do nosso organismo.

Mas como isso acontece?

Os óleos essenciais funcionam como base auxiliadora no aumento de oxigênio no organismo, gerando, assim, a capacidade de aumentar nosso nível de oxigênios nas células, que auxilia na revitalização do sistema imunológico.

Podemos dizer que hoje, a maioria das doenças é causada por falta de oxigenação celular. Pesquisas apontam para o fato de as células doentes estarem sofrendo um processo de oxidação ocasionado pela presença de radicais livres. Essas substâncias não têm boa absorção de vitaminas e de nutrientes, necessários para a manutenção das células, com isso, não conseguem atravessar as paredes celulares e acabam se fixando a elas, ocasionando, assim, sua morte, que ocorre devido ao impedimento da chegada de oxigênio e de substâncias para sua regeneração.

Os óleos essenciais conseguem romper essas paredes danificadas pelo processo de oxidação, permitindo que nutrientes e oxigênio sejam enviados às células, regenerando-as. Por isso a importância de uma regulamentação para que tenhamos produtos confiáveis e de boa qualidade, além de profissionais qualificados. Precisamos ter produtos de qualidade e de eficiência garantida para cumprir seu devido papel no auxílio à cura.

ÓLEOS CARREADORES

Dentro da Aromaterapia, muito se fala em óleos carreadores; mas o que realmente são esses óleos e para que eles servem?

Óleos carreadores são óleos vegetais ricos em uma substância chamada emoliente, que auxilia na proteção da pele evitando seu ressecamento, ou seja, evita a perda excessiva de líquidos. São óleos gordurosos, que não podem ser obtidos pelo processo de destilação, mas pela prensagem de sementes, de nozes ou de amêndoas, extraídos à pressão fria ou por solventes, e são de grande importância, seja na diluição de um óleo essencial, seja na criação de um creme utilizado nas massagens aromaterapêuticas.

A palavra "carreador" deriva da palavra "carregar", por isso esses óleos também são conhecidos como veiculares, pois dão auxílio aos óleos essências para penetrarem na pele. Seria como se esses óleos "carregassem" o óleo essencial para as camadas internas de nossas peles, onde seus efeitos seriam muito mais eficazes.

Óleos essenciais não devem ser usados puros sobre a pele, pois podem causar reações alérgicas e até intoxicações. É aí que entra o óleo carreador que, principalmente em massagens, protegem e hidratam nossa pele. Sem contar que, por serem óleos viscosos, auxiliam no deslizar das mãos durante uma massagem terapêutica.

Alguns óleos carreadores são usados sozinhos ou são enriquecidos com óleos especiais para diluir os óleos essenciais. Eles separados em três grupos:

Peles secas

- Óleo de amêndoas doce
- Óleo de amendoim
- Óleo de abacate
- Óleo de castanha-do-pará
- Óleo de germe de trigo
- Óleo de prímula

Peles normais

- Óleo de gergelim
- Óleo de jojoba
- Óleo de calêndula
- Óleo de semente de uva
- Óleo de neen

Peles oleosas

- Óleo de girassol
- Óleo de avelã
- Óleo de canola
- Óleo de linhaça

Óleo de amêndoa doce: rico em vitamina A e B possuem propriedades emolientes, rejuvenescedores, regeneradoras e nutritivas. O óleo de amêndoa doce tem um grande poder de penetração na pele, sendo ideal para ser utilizado em massagens.

Obs.: o óleo de amêndoa doce não deve ser confundido com o óleo de amêndoa amarga, que é tóxico.

Óleo de amendoim: muito utilizado em massagens para tratamento de atrites e, preferencialmente, utilizado em peles secas. Porém, devemos ter cuidado, pois o amendoim pode causar alergia em algumas pessoas. Para evitar maiores problemas é importante que, antes de aplicá-lo, se faça um teste antialérgico, passando uma quantidade pequena do óleo no pulso, atrás da orelha ou na dobra do braço e aguardando, para verificar se a pele fica avermelhada ou provoca coceiras.

Óleo de abacate: esse óleo é muito utilizado em cremes para pele, pois auxilia na remoção de células mortas, ajuda na hidratação e auxilia em tratamentos de rejuvenescimento.

Óleo de castanha-do-pará: rico em ácidos graxos insaturados. Possui vitaminas A e E. Excelente hidratante, cicatrizante e auxilia na restauração de cabelos ressecados e danificados.

Óleo de gergelim: possui vitaminas A, B e E. Utilizado na hidratação da pele e no rejuvenescimento. Auxilia no tratamento de reumatismo, atrite, eczemas e psoríases. Não é muito recomendável seu uso puro direto na pele, o ideal é associá-lo a outro óleo carreador.

Óleo de jojoba: rico em vitamina E, é um excelente antioxidante natural que retarda o envelhecimento da pele. Óleo regenerador, por essa propriedade é muito utilizado na fabricação de cosméticos como, hidratante labial e cremes contra espinhas.

Óleo de calêndula: excelente óleo antifúngico, anti-inflamatório e antibactericida. Utilizado em cicatrização de feridas, eczemas e assaduras. O óleo de calêndula também pode ser utilizado como fator de proteção solar.

Óleo de semente de uva: um dos óleos que tem absorção mais rápida pela pele. Auxilia no equilíbrio do Ph da pele e é também um excelente antioxidante, sendo muito recomendável para peles sensíveis ou irritadas.

Óleo de neen: óleo que auxilia na restauração da pele, trazendo de volta sua maciez e elasticidade. Muito utilizado no tratamento de hipertensão, diabetes, celulites e acnes. Ótimo desinfetante, antifúngico, auxiliando em tratamentos como pé-de-atleta, escamação da pele, bicho-de-pé, cândida, queda de cabelos, entre outros fungos.

Óleo de girassol: ao contrário do óleo de gergelim, este óleo pode ser utilizado puro, direto na pele, pois tem propriedades emolientes e hidratantes, podendo ser utilizado como óleo de massagem.

Óleo de avelã: óleo rico em vitamina E, além de possuir vitaminas B1, B2 e B6. Indicado para peles oleosas e com acnes (propensas a espinhas e cravos) devido a sua propriedade adstringente. Auxilia também a acalmar e relaxar.

Óleo de prímula: rico em ômega 6, ótimo antiinflamatório e auxilia no equilíbrio dos hormônios femininos, na eliminação de colesterol (LDL) e no tratamento de artrite. Indicado para peles secas, combatendo psoríases, eczemas e rugas.

Óleo de germe de trigo: excelente fonte de vitamina E. Auxilia no combate aos radicais livres. Muito utilizado em tratamentos de rejuvenescimento, combatendo o envelhecimento da pele e a formação de rugas. Óleo com grande poder nutritivo para a pele evitando seu ressecamento e combatendo peles secas. Ótimo acelerador de cicatrização e queimaduras.

Óleo de canola: extraído da semente da colza, uma planta da família da mostarda. Possui grande poder higienizador e uma ação leve sobre a pele.

Óleo de Linhaça: óleo que auxilia na redução do colesterol ruim (LDL) impedindo seu acumulo nas artérias. É anti-inflamatório e ajuda a equilibrar os hormônios femininos, diminuindo os impactos da TPM. Auxilia nos tratamentos de eczemas, acnes, dermatite atópica e é um ótimo cicatrizante.

COMO IDENTIFICAR UM ÓLEO ESSENCIAL NATURAL

Existem algumas regras básicas para se identificar um óleo essencial, fiquem atentos. Como vimos, cada vez mais surgem óleos falsificados que tentam se igualar aos verdadeiros óleos essenciais. Segue algumas dicas que vão lhe ajudar a escolher seus óleos essenciais com segurança.

- Um óleo essencial jamais será vendido em frascos de plásticos ou em vidros transparentes, pois devem ser conservados em embalagens de cores escuras, como os de cor âmbar ou azul-escuro. O óleo essencial em contato com a luz oxida, perdendo assim suas propriedades terapêuticas. Porém, produtos sintéticos também podem ser encontrados em frascos destas cores, pois seu custo é baixo.

- Óleos essências, no geral, não possuem cores berrantes, como o violeta, o vermelho, o roxo, etc. Mas, existem algumas exceções, como o óleo de camomila azul (*Matricaria recutita*), que por conter camazuleno apresenta uma coloração azulada; já os óleos essenciais de orégano, tangerina e laranja possuem cor alaranjada; os de canela, patchouli e vetiver a cor marrom; e os de valeriana, bergamota e cedro-do-himalaia apresentam cores esverdeadas.

- Óleos essenciais não se dissolvem com facilidade na água, pois são, obviamente, de consistência oleosa. Se, ao misturar um óleo chamado de essencial natural em uma porção de água, a mesma ficar turva, não se trata de óleo essencial, mas, sim, de um óleo sintético. Em alguns casos, o óleo essencial ficará boiando quando seu peso for *menor* que o da água, ou ficarão no fundo quando seu peso for *maior* que o da água. Eles nunca vão se misturar completamente com a água. Mesmo assim, alguns produtos são misturados a óleos vegetais – ou carreadores –, e acabam por apresentar características similares aos óleos essenciais.

- Óleos essenciais com aromas alterados, com odor de álcool ou de óleo comestível, devem ser evitados, com exceção, é claro, daqueles que são vendidos para uso específico e essa informação estiver descriminada em seu rótulo. Que é o caso dos óleos de rosa e jasmim, que por serem muito caros, são diluídos em óleo de jojoba para baratear seu custo, mas essa diluição varia em torno de 10 a 20%.

- Os custos dos óleos essenciais variam. O processo de extração e a quantidade de planta utilizada são diferenciados em cada um, seria impossível igualar o preço de todos. Outra coisa importante a se observar é que um óleo essencial nunca terá um custo muito baixo. Sugiro que pesquise os valores oferecidos no mercado e faça uma média para chegar ao preço ideal, pois nem o muito barato pode apresentar boa qualidade, nem o muito caro é sinônimo de preço justo e de qualidade.

- Produtos essencialmente puros duram mais tempo na pele, o que não ocorre com os óleos sintéticos. Tanto o é, que as melhores fragrâncias francesas só utilizam óleos essenciais de qualidade em seus perfumes.

- Sempre que for adquirir um óleo essencial, procure mais informações com seu fornecedor: origem do produto, método de extração, data de validade, local de origem da planta, faça quantas perguntas achar necessário. Mas, antes de qualquer coisa, veja se o seu fornecedor é de confiança, busque informações no mercado sobre o ele.

- Quando possível, dê preferência para frascos com gotejador; esses frascos são caros, o que encarece o produto, mas espantam os falsificadores, que preferem baratear o custo usando embalagens inferiores.

- Mesmo com todas estas dicas, fique atento até que a fiscalização desses produtos seja feita com maior rigor e afaste do mercado produtos falsificados ou como estamos mais acostumados a dizer, pirateados.

- Não adquira grandes quantidades, compre apenas o necessário para o que for utilizar.

Atuação dos óleos essenciais

Os óleos essenciais atuam em nosso organismo de três formas: na parte fisiológica, na parte psicológica e na parte energética, abrangendo todo o nosso corpo físico, mental e espiritual.

Na parte fisiológica: atuam como anti-inflamatórios, antifúngicos, sedativos, analgésicos, antibactericidas e tantos "antis" quanto encontrarmos em nosso vocabulário. São geralmente utilizados em massagens, banhos, inalações, compressas, etc.

Na parte psicológica: trabalha nossas emoções e nossa mente. Quando os inalamos, seus aromas são encaminhados ao nosso cérebro, liberando sensações, lembranças, estimulando algumas emoções e sentimentos que auxiliam em tratamentos, elevando nossa autoestima e o desejo de buscar o melhor para nosso corpo, para nossa alma e, consequentemente, para nossa mente.

Na parte energética: seu efeito eleva nossa frequência vibratória, afetando nosso campo energético e eliminando energias nocivas que poderiam se transformar em doenças físicas; os óleos essenciais verdadeiros trazem a memória energética da planta.

Na Aromaterapia, esses óleos são utilizados por meio da absorção em contato com a pele ou pelo olfato. Os óleos essenciais são voláteis, isso quer dizer que se dispersam em contato com o ar e chegam ao nosso nariz que, por sua vez, absorve seu aroma e encaminha para o nosso cérebro, liberando emoções e sentimentos. Já, pela absorção da pele, entram na corrente sanguínea e são levados até nossas células, regenerando-as.

Quando fazemos uso de um óleo essencial em uma massagem ou em um banho, além de ele ser absorvido pela nossa pele, seu aroma também é absorvido pelo nosso olfato, tendo assim uma ação dupla e eficácia maior.

Os óleos essenciais sobre a pele são eficientes tônicos, aumentando a temperatura local e melhorando o metabolismo celular. Por isso são utilizados em máscaras faciais, loções e cremes, intensificando seus benefícios e propriedades. Devido a sua absorção na pele, que se dá por meio dos vasos capilares que os conduzem pela corrente sanguinea até as células, há um estímulo nutricional e um aumento de oxigenação que contribuem para sua regeneração. Esse processo melhora o funcionamento do nosso sistema linfático, eliminando toxinas.

Os óleos essenciais também são excelentes relaxantes musculares, combatendo as tensões e o estresse e aumentando sua resistência e sua elasticidade.

Como utilizar os óleos essenciais

A forma mais comumente utilizada desses óleos é por meio de massagens. Usado sozinho ou em combinação com dois ou mais óleos essenciais associados a um óleo carreador, cria-se um óleo específico para massagem. A Aromaterapia utiliza os óleos essenciais de forma terapêutica ou simplesmente como aromatizadores de ambiente, criando uma atmosfera propícia para o atendimento do terapeuta holístico. Porém, esse mesmo óleo de massagem pode ser utilizado como um simples óleo corporal voltado à estética, melhorando a tonicidade da pele.

Podemos utilizar os óleos essenciais para a higiene de casa, pois suas propriedades antissépticas realizam um ótimo trabalho de limpeza, basta que misturemos algumas gotas em um balde de água morna. Além de limpar, seu aroma pode nos trazer paz, tranquilidade e várias outras benesses que os óleos essências possuem, além de segurança, por não estarmos usando um produto industrializado e repleto de produtos químicos e poluentes.

A lavanda, por exemplo, nos dá ânimo, já o gerânio nos tranquiliza, pesquise, há vários outros óleos que traz esse benefício.

Veja alguns benefícios do uso dos óleos essenciais:

- Como purificadores de ar, basta pegar um daqueles pulverizadores de planta, colocar água quente até a metade e adicionar algumas gotas de óleos essenciais. Com essa mistura, poderá pulverizar, além do ar, suas roupas, seus lençóis e o que mais achar necessário. Essa purificação proporciona não apenas um cheiro agradável de limpeza, mas beneficia aos que os usa com suas propriedades curativas.

- Para aqueles que têm acesso a banhos de imersão, basta quatro a seis gotas em uma banheira cheia d'água. Misture um pouco a água com as mãos e entre na banheira, deite-se e relaxe por alguns minutos. Para aqueles que não possuem banheira, pode jogar de quatro a seis gotas no piso do box do banheiro. No momento em que a água quente do chuveiro entrar em contato com o óleo essencial, este liberará seu aroma e trará o mesmo efeito que em uma banheira.

- Outra utilização bem eficaz é o escalda-pés, ajudando a relaxar os pés cansados. Algumas gotas de óleo essencial num lava-pés fazem milagre.

- Combate gripes e resfriados.

→ A inalação também traz efeitos satisfatórios, basta pingar algumas gotas em um recipiente com água fervente, cobrir a cabeça com uma toalha e inalar aquele vapor. Ou simplesmente deixar o recipiente no chão do quarto quando for dormir e ir inalando naturalmente o aroma durante a noite.

TÉCNICAS DE UTILIZAÇÃO

Na massagem

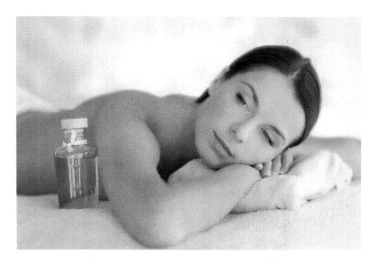

A utilização dos óleos essências em massagens terapêuticas ou aromáticas, como preferirem chamar, é muito segura e muito utilizada na Aromaterapia, pois se utiliza da absorção do óleo tanto pela pele como pelo olfato. Porém, seu efeito não tem tanta eficácia, pois depende de alguns elementos para a melhor absorção pela pele.

Certos componentes dos óleos essenciais, devido a sua densidade, têm absorção muito lenta, isso faz com que alguns óleos essenciais não possuam uma boa eficácia quando absorvido pela pele, mas ainda se tornam eficientes pela absorção pelo nariz. Além disso, temos a interferência da temperatura do corpo ou da pele e da temperatura ambiente, que se for muito baixa, não auxiliará na dilatação dos poros. Para isso, utilizamos alguns componentes que aceleram a absorção, como o álcool de cereais, por exemplo. Já alguns óleos carreadores diminuem a absorção.

A massagem terapêutica se torna eficaz, porque é a junção da massagem relaxante, associada ao aroma do óleo essencial, podendo ser usada para a redução do estresse, para o relaxamento muscular, para estimular a circulação e para tantos outros tratamentos depurativos e analgésicos.

Recomenda-se, quando se faz uso da massagem terapêutica com óleos essenciais, associar a essa técnica um difusor com o mesmo óleo essencial utilizado, aromatizando o ambiente, pois assim teremos sua ação na massagem e no ambiente.

Na massagem o óleo essencial deve ser diluído em óleo vegetal ou catalisador, que é o óleo base, na proporção de 1,5% a 3%. São comuns óleos como os de amêndoa, uva, jojoba, entre outros.

O óleo de jojoba tem estrutura mais cremosa, lembrando uma cera. Essa estrutura lhe permite maior durabilidade. O óleo de semente de uva tem uma excelente absorção pela pele auxiliando também a absorção do óleo essencial. E o óleo de amêndoa doce é o mais utilizado para esse fim, pois pode ser utilizado em qualquer tipo de pele.

Sugerimos os seguintes óleos para as seguintes peles:

- Pele seca: amêndoa doce, abacate e oliva.
- Pele normal: semente de uva, girassol e milho.
- Pele oleosa: castanhas e soja.

Obs.: lembrando sempre de que não são óleos comestíveis.

Para a mistura, recomenda-se uma diluição do óleo essencial numa proporção de 2% (dois por cento), por exemplo: 2 g de óleo essencial para 100 g de óleo carreador. Se quiser acrescentar a este óleo para massagem um valor vitamínico e antioxidante, pode-se acrescentar 10 g de óleo de gérmen de trigo.

Exemplo:

Para 500 g de óleo de massagem, o preparo se dá da seguinte maneira:

- 440 g de óleo de amêndoa doce
- 50 g de óleo de gérmen de trigo
- 10 g de óleo essencial

Em uma sessão de massagem é utilizado cerca de 20 ml de óleo preparado. Recomenda-se que se prepare 30 ml deste óleo para cada sessão, assim sempre terá uma sobra se houver necessidade.

Para facilitar o preparo, podemos dizer que 1 ml é igual a 20 gotas, logo 30 ml é igual a 600 gotas. Portanto, para preparar 30 ml de óleo para massagem, deve-se acrescentar 12 gotas de óleo essencial, que equivale a 2% de 600 gotas (ou 0,6 ml).

Na inalação

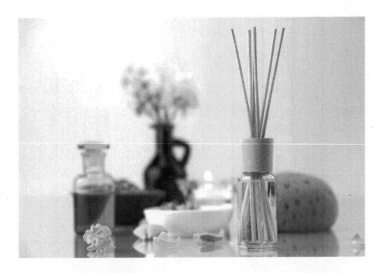

A inalação é a forma de absorção direta do óleo essencial mais segura, pois a quantidade absorvida não causa intoxicação. É indicada para tratamento de infecções das vias respiratórias, como também para uma rápida mudança do estado emocional.

A forma mais eficaz e simples é a utilização de um recipiente com água fervente e a adição do óleo essencial. Para cada litro de água, adiciona-se de 3 a 5 gotas de óleo essencial.

A forma mais correta de fazer a inalação é debruçar a cabeça coberta com uma toalha que envolva também o recipiente e permanecer inalando o vapor por cerca de 10 minutos.

Na inalação indireta, que seria por meio de um difusor, coloca-se de 6 a 15 gotas de óleo essencial com um pouco de água e deixa sobre uma mesa de cabeceira próximo a cama. A pessoa que fizer uso dessa inalação irá absorver esse aroma durante a noite, principalmente durante o sono. Para quartos pequenos, 6 gotas serão o suficiente.

Nos banhos

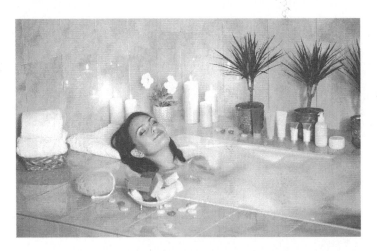

O banho aromático consiste na imersão do corpo em uma banheira com água em uma temperatura em torno de 30 graus, onde acrescentamos de 6 a 8 gotas de óleo essencial (evitar óleo essenciais que possam causar irritação como: limão, hortelã-pimenta e tomilho). A pessoa deve permanecer na banheira por 10 minutos, após isso, secar-se bem, agasalhar-se e descansar por alguns minutos. Esses banhos são excelentes para o relaxamento depois de um dia estressante, pois alivia dores musculares, infecções de vias respiratórias e alteração de estados emocionais. Quando entrar na banheira, tente relaxar e esquecer de todos os problemas que lhe aflige e tente mentalizar a água limpando seu corpo físico, a sua mente e seu emocional.

>Obs.: nos banhos aromáticos não devem ser acrescentados sais de banho. Mantenha o banheiro com portas e janelas fechadas, evitando correntes de ar.

Pedilúvio ou escalda-pés

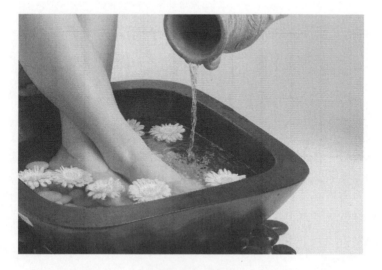

Essa prática é a imersão dos pés em um recipiente com água quente e óleos essenciais.

Para o escalda-pés, é necessário um recipiente com profundidade suficiente para que o nível da água atinja a altura da panturrilha (batata da perna).

O escalda-pés tem a característica de aquecer todo o corpo e auxilia a dilatação dos vasos sanguíneos das pernas, melhorando a circulação sanguínea.

Recomendável para quem tem insônia, dores de cabeça, menorreia, gripes, resfriados, etc.

Por sua ação relaxante é recomendável também no auxílio de tratamentos fitoterápicos, permitindo melhor aceitação pelo organismo deste tratamento.

O escalda-pés deve ser feito da seguinte forma:

Preparo:

- Coloque água quente, na temperatura aproximada de uns quarenta graus, em um recipiente em que o nível da água alcance a panturrilha e caibam os dois pés da pessoa que fará uso.
- Adicione de 3 a 4 gotas de óleo essencial.
- Mantenha outro recipiente com água em temperatura ambiente.
- Reserve uma manta ou uma toalha para colocar nas pernas e deixe à mão uma toalha de rosto.
- Coloque uma toalha em frente a uma cadeira e sobre ela o recipiente com a água quente.
- Reserve um par de meias.

Procedimento:

- A pessoa deverá se sentar na cadeira, mergulhar os pés no recipiente e cobrir as pernas com a manta ou toalha.
- Enquanto estiver utilizando essa prática, a pessoa deve ir refrescando a fronte com a toalha de rosto molhada em água, em temperatura ambiente, nunca gelada.
- O recipiente deverá sempre ser acrescido de mais água quente para manter a temperatura. Por isso é importante que não encha a vasilha para que essa operação possa ser realizada.
- Após o término do processo, retira-se os pés e os mergulha na outra vasilha com a água em temperatura ambiente.
- Em seguida, seque os pés e calce as meias.
- Sugere-se que após o escalda-pés a pessoa faça repouso por aproximadamente uma hora.

Importante:

Pessoas que possuem problemas de varizes devem limitar a temperatura dos escalda-pés no máximo a 30º C.

Mulheres grávidas devem evitar o escalda-pés, pois podem induzir ao aborto.

Se houver suor em quantidade excessiva, pode-se fazer uso de uma toalha para secar não somente o rosto, mas o corpo também.

No caso de gripes e resfriados é recomendável utilizar uma coberta envolvendo a pessoa.

Contra indicações, precauções e cuidados

Usando aqui um trocadilho infame para descontrair, na Aromaterapia, "nem tudo são flores". Precisamos tomar alguns cuidados, da mesma forma que devemos tomar cuidado com medicamentos alopáticos, homeopáticos, florais e tantos outros. Por isso é tão importância buscarmos cada vez mais uma qualificação melhor para as pessoas que querem usar a Aromaterapia como profissão, ou até mesmo para seu próprio uso. Como tudo na vida, devemos levar a sério também a nossa saúde e o que utilizamos para mantermos corpo e mente sadios.

A seguir relacionei alguns cuidados que devemos ter ao fazermos uso da Aromaterapia. Fiquem bem atentos a todas essas observações.

Fototoxidade: reação da pele a determinados compostos como a furanocumarina, que pode causar queimaduras, manchas e até câncer de pele. Os óleos essenciais que têm esse composto são os cítricos, tais como: limão, bergamota, lima, grapefruit, laranja, tagetes, cominho, verbena, raiz de angélica, arruda e opoponax.

Um exemplo disso ocorre ao passarmos o óleo de bergamota puro na pele e expô-la ao sol, veremos o surgimento de manchas no local, pois seu princípio ativo é o bergapteno. Porém, já existem no mercado óleos essenciais sem a furanocumarina, como o próprio óleo de bergamota. Caso aconteça este tipo de reação, sugerimos a utilização de óleo essencial de hortelã-pimenta no local da mancha, pois ele vai ajudar na recuperação da cor original. Já para casos de queimaduras por utilização de óleos com esse composto, sugerimos a utilização do óleo essencial de lavanda, Ho Wood, ou o pau-rosa. Apesar de poder ocorrer reações com a utilização desses óleos essenciais, não há motivo para desespero ou para deixar de usá-los. Procure apenas, após a sua utilização na pele, seja por meio de massagens, seja por banhos, seja ainda por qualquer outra forma, não expor a pele ao contato com os raios solares.

Irritações e alergias: irritações e reações alérgicas são passíveis de acontecer, porém isso varia de acordo com cada indivíduo, pois alguns compostos podem causar alergia ou irritação para algumas pessoas e não causar nada em outras. Nesse caso, o óleo essencial de lavanda também é muito indicado, caso haja queimadura ou irritação na pele, assim como os óleos essenciais de Ho Wood ou o pau--rosa. Esses óleos podem ser diluídos em óleos carreadores numa proporção de 10% a 50%. Pode-se também, nesses casos, acrescentar 5% do óleo essencial wintergreen a essa mistura, pois ele irá ajudar a diminuir a sensação de ardência. Camomila alemã ou romana, ou hortelã--pimenta, também podem ser utilizadas na proporção de 5% no lugar do wintergreen.

Envenenamento: casos de envenenamentos são raros, mas não podemos descartar essa possibilidade. No entanto, isso se torna bem reduzido, pois os frascos são comercializados com gotejadores, evitando assim que crianças possam ingerir doses excessivas. De qualquer forma, devemos tomar cuidados clássicos, como deixá-los longe do alcance de crianças e animais. Devido à toxidade de alguns óleos, mesmo poucas doses podem causar danos sérios à saúde de uma pessoa ou animal, podendo levar até a morte, Temos como exemplo o caso da ingestão de óleo essencial de erva-de-santa-maria, que com apenas duas gotas pode levar à morte uma criança de três anos de idade. Em caso de intoxicação por ingestão com óleos essenciais, recomenda--se o consumo de bastante líquido como, água, suco de mamão, leite, além de procurar um médico.

Intoxicações por inalação são menos frequentes, é mais comum acontecer a funcionários de fábricas que produzem esses produtos. Com a ausência do uso adequado do material de segurança, a chance de uma pessoa nessa situação inalar uma quantidade elevada desse vapor é muito grande. Quando acontecer uma intoxicação por inalação, o ideal é retirar a pessoa do local e levá-la para um lugar mais arejado, sem a presença do cheiro do produto, e procurar ajuda médica.

Efeitos psicotrópicos: existem óleos essenciais que possuem propriedades psicotrópicas e que devem ser utilizados com muita cautela, principalmente com o uso por via oral. O exemplo é o óleo essencial de noz-moscada, que tem em sua composição dois alucinógenos, a miristicina e a elemicina. Essas duas substâncias, quando dentro de nosso corpo, são transformadas em anfetaminas, que possuem efeitos sobre os níveis de serotonina no cérebro. Esse óleo é muito útil em casos de depressão, mas em altas doses pode ter efeito similar a uma perigosa droga, como o Ecstasy, por exemplo.

Cuidados com os óleos essenciais

Os óleos essenciais são altamente voláteis e sua ação sobre nosso corpo é imediata. Por isso, devemos ter alguns cuidados necessários para a utilização desses produtos, como veremos a seguir.

- A utilização de óleos essências em bebês e crianças só deverá ser feita em quantidades extremamente diluídas.

- Os óleos essenciais em gestantes e mesmo na hora do parto só podem ser ministrados por pessoas altamente qualificadas, e devem ser evitados os seguintes óleos: alecrim, funcho, hortelã, hissopo, junípero, manjerona, poejo e sálvia, sálvia esclareia, tuia, erva-doce, anis--estrelado, dill (endro), bétula, salsa, cálamo, cássia folhas, bétula doce, wintergreen, poejos, manjericão exótico e de cheiro, mostarda I e arruda.

- Pessoas que sofrem com epilepsia devem evitar alguns óleos essenciais, pois podem desencadear um ataque. São eles: absinto, alecrim, funcho, hissopo e sálvia.

- Os óleos essenciais devem ser armazenados em vidros escuros, longe do contato com a luz, em locais sem grandes variações de temperatura e o mais importante, longe do alcance de crianças e animais.

- Evite a utilização de óleos essenciais direto na pele, a não ser que haja uma orientação específica, por um profissional qualificado.

- Antes de utilizar qualquer óleo essencial, é recomendado que se faça um teste na pele para saber se há propensão a alergia de quem vai usá-lo. Aplique uma quantidade pequena do óleo que será utilizado, na região do cotovelo, e observe se surgirá algum tipo de reação alérgica.

- Sempre lave as mãos após manusear óleos essenciais. Nunca leve as mãos aos olhos antes de lavá-las.

- Os óleos essenciais são inflamáveis, por isso devemos tomar muito cuidado com a manipulação desses produtos próximos ao fogo. Ao utilizar o óleo essencial em difusores, todo cuidado é necessário.

- Alguns óleos essenciais são solventes, aconselha-se evitar contato desses óleos com plásticos e borrachas.

- Não se aconselha a ingestão de óleos essenciais, a não ser quando indicado por um profissional altamente qualificado. Em minha opinião, sugiro a não ingestão desses produtos sob qualquer orientação. Porém, existem alguns óleos essenciais que nunca devem ser ingeridos. São eles: tuia, arruda, artemísia, hissopo, anis e funcho.

- Antes de fazer uso de um óleo essencial associado a uma medicação homeopática, deve-se ter cuidado, pois alguns óleos podem inibir a ação desses medicamentos.

- Os óleos essenciais só deverão ser usados quando houver certeza da sua utilização, assim como da sua dosagem. Mais uma vez friso a necessidade de se ter um profissional qualificado para fazer a indicação correta.

- Evite passar os seguintes óleos essenciais sem diluição na pele, pois podem causar queimaduras e ardência: capim-limão, citronela, canela (casca), mostarda I, arruda, tomilho vermelho, tagetes, cominho comum, orégano (menos a lavanda), cravo-da-índia e palma-rosa.

- Alguns óleos essenciais podem causar manchas, por isso é importante não ficar com a pele, local onde fez uso do óleo essencial, exposta ao sol. São eles: grapefruit, bergamota, limão, laranja da terra, lima, cominho comum e arruda.

- Em caso de alergias, irritações ou qualquer efeito colateral, suspenda a utilização.

- Óleos que devem ser evitados por aquelas pessoas que possuem algum distúrbio no fígado: menta, hortelã, canela (casca), cássia, funcho, erva-doce, anis-estrelado, cravo, penny royal, buchu, sassafrás, savin e óleos essenciais ricos em furanocumarina.

- Os óleos essenciais que devem ser evitados por pessoas com distúrbios renais são: limão, bergamota, salsa, wintergreen e bétula.

- Evite óleos que contenham cânfora se a pessoa tiver pressão alta.

- Já em pessoas com a pressão baixa, evite óleos essências de alho, cebola, lavanda, pau-rosa, palmarosa e eucalipto globulus.

- No caso de epilepsia, evite usar os óleos essenciais wintergreen e bétula doce.

- E para quem sofre com glaucoma e hiperplasia prostática evite óleos essências de citronela, capim-cidreira e capim-limão.

Óleos essenciais em situações de emergência

Alguns óleos essenciais podem ser utilizados como primeiros socorros em algumas situações, como, por exemplo, o óleo essencial de lavanda, o de limão, o de hortelã-pimenta e outros.

Óleo essencial de lavanda: também conhecido como óleo universal devido ao seu grande campo de atuação.
- Na inalação: anti-inflamatório, antidepressivo, insônia, dores de cabeça, TPM, depressão.
- Na pele: analgesia, sedativo, antisséptico, queimadura, tranquilizante.
- Na massagem aromática: relaxamento, depressão, angustia, TPM, estresse.

Óleo essencial de limão: tem propriedades antissépticas e também relaxantes, combatendo a ansiedade e nos trazendo uma sensação de bem-estar.

Óleo essencial de hortelã-pimenta: é ótimo para náuseas e dores de cabeça, neste último caso, pingar uma gota diretamente na testa e nas têmporas, porém, cuidado para não colocar próximo aos olhos para evitar qualquer tipo de irritação. Também pode fazer uma compressa, com água gelada e três gotas desse mesmo óleo essencial, e colocar na nuca.

EXEMPLOS DE ÓLEOS ESSENCIAIS E SUAS INDICAÇÕES EMERGENCIAIS

Angustia: pau-rosa, grapefruit e lavanda.

Ansiedade: rosa, gerânio, palma-rosa e bergamota.

Bronquite: eucalipto glóbulos ou citriadora, tea-tree, cravo, olíbano e manjerona.

Depressão: manjericão, bergamota e gerânio.

Dor de cabeça: lavanda, capim-limão e hortelã-pimenta.

Dores musculares: gengibre, capim-limão, copaíba e alecrim.

Estresse: lavanda, palma-rosa, laranja e tangerina.

Insônia: lavanda, pau-rosa e laranja.

TPM: gerânio e sálvia (neste caso fazer massagem com óleo carreador de gérmen de trigo).

Tristeza com ou sem motivo aparente: tangerina, capim-limão, grapefruit e pau-rosa.

Aplicações:

Inalação: três gotas em vasilhas de água fervente ou uma gota em um lenço. No caso de difusores, duas gotas diluídas em uma colher de chá de água.

Banhos: em banheiras, acrescentar oito gotas na água e misturar bem antes de entrar. No chuveiro, pingar três gotas no chão do box do banheiro.

Massagem: para utilização com massagem, utilizar oito gotas do óleo essencial para 50 ml de óleo vegetal, creme ou gel base, sem fragrância.

Os óleos essenciais e sua relação com os chakras

Os óleos essências podem auxiliar no equilíbrio energético de nossos chakras por meio de sua vibração energética e de sua ação em nosso sistema nervoso.

Procure um ambiente tranquilo, onde você possa se deitar confortavelmente de barriga para cima, e comece a massagear (sempre no sentido horário), com sua mão dominante (direita para os destros e esquerda para os canhotos) o chakra escolhido, utilizando o óleo essencial correspondente.

Concentre-se nesse chakra por aproximadamente 30 minutos. Imagine que o chakra está se abrindo e sua energia está fluindo e acessando os órgãos ligados a ele. Sinta a harmonia, o equilíbrio e a paz se instalando em cada um desses órgãos, assim como equilibrando a energia desse chakra.

Repita, se achar necessário, nos demais chakras. Sugiro que durante esse processo, coloque uma música suave que lhe ajude a relaxar. Os efeitos são maravilhosos.

CHAKRA BÁSICO

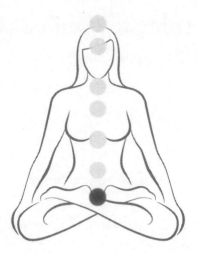

Situa-se na raiz da coluna vertebral, entre o ânus e o genital. É responsável pela absorção da energia da Terra. Sua principal característica é o aspecto da inocência. Inocência essa, que nos dá dignidade, equilíbrio e senso de direção.

Correspondência: está ligado às glândulas suprarrenais, à coluna vertebral, aos ossos, dentes e unhas, ao intestino grosso, ao reto, à próstata, às pernas e aos pés. Também está ligado ao olfato.

Óleos essenciais: sândalo, canela, cravo e cedro.

CHAKRA SACRO OU SEXUAL

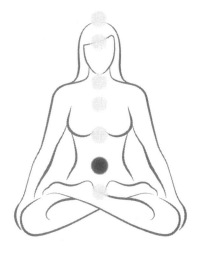

Localizado aproximadamente a dois dedos abaixo do umbigo, é responsável pela irrigação dos órgãos sexuais. É o chakra da criatividade, da sexualidade, da atenção e do conhecimento.

Correspondência: está ligado ao quadril, aos órgãos de reprodução, à bexiga, aos rins, ao sangue, ao esperma e aos sucos digestivos. Também está ligado ao paladar.

Óleos essenciais: ylang-ylang, sândalo.

CHAKRA DO PLEXO SOLAR

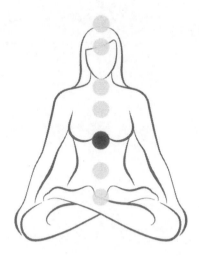

Localizado no abdômen, na altura da boca do estômago, é responsável pela irrigação energética do sistema digestivo. É o chakra das emoções.

Correspondência: está ligado ao baço, ao estômago, ao fígado, à vesícula, ao intestino delgado, à parte inferior das costas, ao sistema nervoso vegetativo e ao pâncreas. Também está ligado à visão.

Óleos essenciais: gengibre, lavanda e bergamota.

CHAKRA CARDÍACO

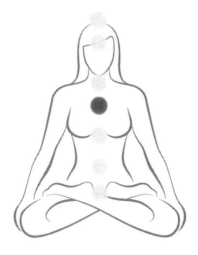

Localizado na altura do coração, é responsável pela irrigação energética desse órgão. É o canal de movimentação dos sentimentos. Onde reside o nosso espírito, o nosso verdadeiro "EU". É por esse chakra que a compaixão e o amor universal se manifestam.

Correspondência: está ligado à glândula timo, ao coração, à parte superior das costas, incluindo o peito e a cavidade torácica, à área inferior dos pulmões e à pele. Também está ligado ao tato.

Óleos essenciais: rosa (feminino) e sândalo (masculino).

CHAKRA LARÍNGEO

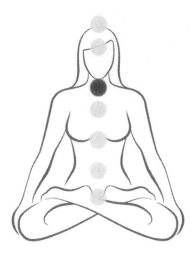

Localizado na garganta, é responsável pela irrigação energética da boca, da garganta e dos órgãos respiratórios. Serve de bloqueio para as energias emocionais não chegarem ao chakra coronário. É responsável também pela diplomacia. Desbloqueado remove nossas culpas e remorsos.

Correspondência: está ligado à glândula tireoide, à garganta, às amídalas, à laringe, ao esôfago e às cordas vocais. Também está ligado à audição.

Óleos essenciais: gerânio, jasmim, bergamota e eucalipto.

CHAKRA FRONTAL

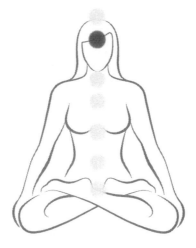

Localizado entre as sobrancelhas, é responsável pela irrigação energética dos olhos. Se desenvolvido facilita a intuição e a clarividência. É o chakra do perdão e da compaixão.

Correspondência: está ligado à glândula hipófise, ao sistema nervoso central, aos ouvidos e ao nariz. Também está ligado aos cinco sentidos.

Óleos essenciais: cedro, eucalipto e jasmim.

CHAKRA CORONÁRIO

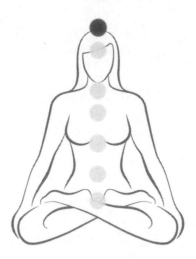

Localizado no alto da cabeça, é responsável pela irrigação energética do cérebro. Desenvolve a telepatia e a mediunidade e expande a consciência. É o ultimo marco da evolução humana.

Correspondência: está ligado à glândula pineal e ao cérebro.

Óleos essenciais: mirra, lavanda e rosa.

Os óleos essenciais e a astrologia

As terapias holísticas tratam o ser humano como um todo, não apenas o corpo físico, mas também o corpo mental e o emocional, o corpo energético e o corpo espiritual. As nomenclaturas variam, vamos mostrar aqui apenas a associação dos óleos essenciais com os signos do zodíaco. Ao trabalharmos todos esses corpos que são pura energia, uns mais densos outros mais sutis, podemos dizer que os astros possuem influencias sobre nossos corpos e nosso meio. Basta ver as fases da Lua, que interferem nas marés, e muitos outros fenômenos que ocorrem pela energia que nosso Planeta absorve do Cosmo.

A seguir, veja quais óleos estão associados a cada signo e suas funções.

- ÁRIES: os incensos indicados para as pessoas do signo de Áries são os de mirra, salvia sclarea e o de limão, que proporcionam tranquilidade. Já os perfumes indicados são o de violeta, que é um estimulante amoroso, e o de sândalo, que auxilia na elevação espiritual.

- TOURO: perfumes e purificadores de ar feitos à base de verbena, cedro ou ylang-ylang ampliam a sensação de paz e de harmonia no lar de pessoas desse signo. Os incensos mais apropriados são os de jasmim e os de sândalo.

- GÊMEOS: cravo, cardamomo e lavanda proporcionam aromas que estimulam momentos de reflexão. Já os perfumes de lavanda e de verbena propiciam leveza do corpo e do espírito do geminiano.

- CÂNCER: os aromas mais indicados são os de acácia, hortelã pimenta e os de violeta, pois trazem equilíbrio interior, além de aumentar o poder de sedução. Os incensos indicados são os de musk e os de patchouli.

- LEÃO: sândalo, patchouli e olíbano proporcionam descanso, relaxamento e equilíbrio aos leoninos.

- VIRGEM: alecrim, canela, lavanda e jasmim proporcionam aromas ideais para um olfato apurado. Além de ajudar a relaxar, proporcionam grande bem-estar às pessoas regidas por esse signo.

- LIBRA: açafrão, bergamota e benjoim auxiliam no relaxamento. Já os aromas de verbena e de violeta trazem proteção espiritual aos librianos.

- ESCORPIÃO: para equilibrar as emoções, os aromas mais indicados são os de mexerica, gengibre e de benjoim. Os perfumes de violeta e os de almíscar realçam a sensualidade das pessoas desse signo.

- SAGITÁRIO: ylang-ylang, jasmim e fragrâncias com toque oriental trazem prazer aos sagitarianos, assim como rosa e cedro trazem paz de espírito. Benjoim e hissopo ampliam sua satisfação interior e jasmim e verbena protegem seu bom humor.

- CAPRICÓRNIO: eucalipto e vetiver são ideais, pois são aromas estimulantes, purificadores e irão potencializar o senso de responsabilidade, a determinação e a disciplina do capricorniano.

- AQUÁRIO: sandalo, madressilva e patchouli são aromas que nunca devem faltar para iluminar a casa de um aquariano.

- PEIXES: os aromas preferidos pelos piscianos são os de almíscar e a acácia, assim como aromas adocicados e suaves. Já o cipestre, possui princípios ativos purificadores e que ajudam a abrir a sua mente para novos desafios e se adaptar facilmente a novos lugares.

A personalidade e os aromas

Para cada tipo de personalidade, existe um grupo de aromas que pode nos auxiliar a encontrar equilíbrio e harmonia em nosso dia a dia. Pessoas que possuem personalidades distraídas, opressoras, desleixadas, avarentas e muitas outras características negativas, podem acabar sofrendo emocionalmente se não forem equilibradas. Para todas essas características, há um óleo essencial que pode nos ajudar.

Agressivo: camomila e erva-cidreira.

Avarento: mirra, incenso e camomila.

Competitivo: violeta, lírio e erva-doce.

Conservador: cravo e eucalipto.

Depressivo: olíbano, rosa amarela e gerânio.

Desapontado e decepcionado: sândalo e néroli.

Desleixado, indolente, frouxo: absinto, almíscar e cravo.

Discordante, dissonante: verbena e maçã verde.

Distraído: eucalipto, gerânio e opium.

Exagerado: violeta, mirra e lavanda.
Incrédulo: patchouli e sândalo.
Opressor, tirano: erva-doce e alfazema.
Punitivo: camomila, rosa branca e bergamota.

Óleos essenciais e suas aplicações

Ao iniciar a prática da Aromaterapia, recomenda-se que se defina um repertório de óleos essenciais a serem utilizados, porém, esse repertório deve ser bastante abrangente, mas não necessariamente uma lista enorme e cansativa. Existe uma infinidade desses óleos, se não selecionarmos os que realmente precisamos ou que nos interessa, acabaremos dispendendo muita energia e pouca ação nessa terapia. A sugestão é que se faça uma lista com a qual vai trabalhar e se dedique a conhecer profundamente aquelas substâncias. Quem quer fazer tudo, acaba não fazendo nada. É mais importante que saiba bem de pouco do que muito de nada.

O estudo dos óleos essenciais é muito extenso, precisamos aprender sobre seus componentes, sua manipulação, suas propriedades e tantas outras informações que são necessárias para o uso correto de cada óleo. Um exemplo disso é o óleo essencial de canela, que tem características diferentes quando extraído das folhas, do caule ou da raiz.

Alguns óleos essências, no entanto, atendem ao mesmo propósito, o que vai facilitar na sua lista de prioridades, a não ser que sua intenção seja buscar apenas um conhecimento genérico do assunto, não necessitando, assim, se aprofundar em cada essência e suas utilizações.

Esse repertório nada mais é do que uma classificação que vai ajudá-lo a conhecer profundamente cada essência. Sugerimos que escolha de cinco a dez óleos essenciais de início e, a partir do momento que tiver domínio sobre eles, vá buscando novos produtos para aumentar sua lista.

Veja os dez óleos essenciais mais comumente usados e informações iniciais importantes para se familiarizar melhor com cada um.

Alecrim

Óleo essencial obtido com a destilação a vapor das extremidades da planta com flores. Excelente estimulante da glândula Pineal, também usado em massagens para aliviar dores nas juntas. Ajuda eliminar o cansaço mental e a perda de memória. O alecrim é o símbolo da felicidade e da amizade, não é à toa que ele possui esse nome, que podemos associar a "alegria". Um excelente óleo para levantar o astral, tirar uma pessoa da apatia e aumentar o humor. Por trazer toda essa energia, auxilia na circulação sanguínea e no período menstrual. Também é indicado para pessoas com problemas de pressão baixa.

Compleição: o óleo essencial de alecrim, quase não apresenta coloração, isso quer dizer que ele é praticamente incolor e seu aroma lembra o eucalipto.

Principais componentes: cineol, borneol, canfeno, lineol, pineno e cânfora.

Indicação: dor muscular, reumatismo, artrite, fraqueza muscular, prisão de ventre, tosse, resfriado, bronquite, excesso de trabalho, fraqueza geral, infecções, excessos cometidos com comida, ressaca, acne, cansaço, circulação deficiente, celulite, tratamento de pele, tratamento de cabelo, enxaqueca, problemas no sinus nasal, tônico geral, ajuda a eliminar toxinas e melhora a memória.

Observações Importantes:
- A dosagem estipulada para seu uso deve ser respeitada; em excesso pode ser tóxico.
- Pessoas portadoras de epilepsia devem evitar o contato com esse óleo, pois pode desencadear um ataque.
- Não deve ser utilizado por gestantes; pode induzir ao aborto.

Bergamota

Óleo essencial obtido por prensagem a frio da casca, da fruta verde e da fruta madura. É um óleo essencial cítrico, refrescante e estimulante. Analgésico, antidepressivo, cicatrizante, e antitérmico, o óleo de bergamota é agradável de se usar, proporcionando alívio no tratamento de infecções dos genitais, reduzindo ao mínimo inflamações locais, secreções purulentas e irritações. Auxilia nos tratamentos de cistite, leucorreia e uretrite. É também utilizado em infecções do aparelho respiratório, especialmente em bronquite, associado ao óleo essencial de limão.

Compleição: sua coloração é amarelo-esverdeado. O tom verde é devido a utilização de recipientes de cobre em sua extração. Seu aroma é similar ao do limão. Apresenta um grande teor de ésteres, compostos orgânicos derivados dos ácidos carboxílicos, em especial o acetato de linalilo.

Principais componentes: linalol, nerol, acetato de linalol, limoneno, canfeno, bergapteno e bergamoteno.

Indicação: depressão, estresse, tensão, medo, histeria, infecção (todos os tipos, inclusive de pele), anorexia, psoríase, eczema nervoso, crise emocional, convalescença.

Observações Importantes:
- O óleo essencial de Bergamota mistura-se muito bem com qualquer outro óleo essencial.
- Concentrações acima de 1% podem causar irritações na pele.

Camomila

Óleo essencial obtido por destilação a vapor das flores nas extremidades da planta. Controla o excesso de entusiasmo e a impulsividade, inquietações, impaciência e raiva quando há hipersensibilidade física ou emocional. Antiespasmódico, sedativo, anti-inflamatório e antidepressivo, o óleo essencial de camomila também é indicado para casos de dores de ouvido, dor de cabeça, enxaqueca, fígado ou baço, dores abdominais e nevralgia facial crônica. É um excelente agente anti-inflamatório presente no óleo essência de bergamota na concentração de até 30%.

Compleição: sua coloração é azulada devido ao componente azuleno encontrado em sua composição.

Principais componentes: azuleno, farneseno, cadineno e bisabolol.

Indicação: inflamações, perturbações menstruais, problemas de pele (inclusive brotoeja), asma, eczema, reumatismo, artrite, acne, frieira, ulcerações, espasmo muscular.

Observações Importantes:
- Quando misturado com outros óleos essenciais, o óleo essencial de camomila predomina.
- Esse é um dos poucos óleos essenciais que pode ser utilizado para tratamentos em crianças pequenas.

Capim-limão

Óleo essencial obtido por destilação a vapor de suas folhas. Seu principal componente é o citral, que tem forte ação antimicrobiana e efeitos feromônicos em insetos, além de ser usado na síntese da vitamina A. O capim-limão é um excelente antisséptico, bactericida, carminativo, digestivo e diurético.

Compleição: sua coloração varia entre o amarelo e o marrom-avermelhado, com um aroma similar ao do limão. Por isso o nome capim-limão.

Principais componentes: citral, linalol e geraniol.

Indicação: desodorização, assepsia, combate pé-de-atleta, afecções das vias respiratórias, distúrbios digestivos, cólicas, dispepsia e pediculose.

Observações Importantes:
- Pode ocasionar irritação de pele se utilizado em concentração superior a 1%.
- Pode ser utilizado como repelente.
- No uso veterinário, pode ser utilizado como vermífugo.

Eucalipto

Óleo essência obtido pela destilação com vapor das folhas e dos ramos. Excelente agente antiviral, auxilia no tratamento das vias respiratórias e é bom para inalações. Misturado aos óleos de lavanda e de pinho auxilia nos congestionamentos nasais causados pelo resfriado. Pode ser usado em massagens no peito para ajudar a expectorar.

Compleição: sua coloração é amarelo-claro e seu aroma é similar ao da cânfora, devido ao seu principal componente de grande ação antisséptica, que é o eucaliptol.

Principais componentes: eucaliptol, cineol, pineno, canfeno, felandreno, aromadendreno e eudesmol.

Indicação: infecções do peito, antisséptico, anti-inflamatório, calmante peitoral, antibiótico e antifúngico.

Observações importantes:
- Os óleos essenciais de eucalipto, associados aos de tomilho, são excelentes para assepsia de ambientes.

- Seu uso deve ser evitado por mulheres durante a gravidez e a lactação.
- Um teste antialérgico deve ser feito antes da utilização desse óleo essencial. O eucalipto tem propriedades que podem causar irritações na pele.
- O óleo essencial de eucalipto pode acelerar o metabolismo hepático de alguns anestésicos, como também de analgésicos e de ansiolíticos.
- Não deve ser utilizado em crianças menores de dois anos, principalmente próximo ao nariz, pois podem ocorrer problemas respiratórios.

Lavanda

Óleo essencial obtido por destilação com vapor das extremidades com flores da planta. Tem grande poder sedativo e cicatrizante. No banho, ajuda a relaxar. Se pulverizado no quarto antes de dormir, auxilia no sono. Alivia dores de cabeça e, por seu poder sedativo, alivia picadas de insetos.

Compleição: sua coloração vai do rosado ao azulado.

Principais componentes: linalol, geraniol, cineol, borneol, limoneno, I-peneno, ésteres de linalol e acetato de geraniol.

Indicação: cortes, esfoladuras, queimaduras, reumatismo, frieira, dermatites, eczema, queimaduras de sol, picada de insetos, dor de cabeça, enxaqueca, insônia, infecção, artrite, ansiedade, tensão, pânico, histeria, cansaço, problemas inflamatórios, brotoeja, estados nervosos e espasmódicos.

Observações Importantes:
- O óleo essencial de lavanda não deve ser utilizado por ingestão, podendo causar náuseas violentas.

Limão

Óleo essencial obtido da casca da fruta espremida a frio. O óleo de limão estimula os sentidos e é excelente revigorante para a pele. Possui ação depurativa, expectorante, sedativa, tônica, bactericida e cicatrizante.

Compleição: sua coloração varia do verde ao verde amarelado.

Principais componentes: limoneno, canfeno, pineno, felandreno, linalol, citral, acetato de linalol e acetato de geraniol.

Indicação: tônico geral, infecções, desintoxicação, cansaço físico e mental, obesidade, acne, digestão, depressão, reumatismo, resfriado e gripe, tratamento de pele, antibiótico, sedativo, diurético, adstringente, digestivo, antidepressivo, estimulante, antisséptico, antitérmico, calmante, antiespasmódico, depurativo, vermífugo e cicatrizante.

Observações Importantes:
- Evite o contato com a luz solar após sua utilização. O limão apresenta característica fotossensibilizante que podem provocar reações alérgicas, queimaduras ou manchas na pele.

Néroli

Óleo essencial obtido pela destilação das flores da árvore da laranja-da-terra. Um dos óleos mais caros da Aromaterapia, devido a grande quantidade de flores necessárias para sua extração. O perfume das flores de laranjeira era o preferido de Anne-Marie de la Tremoïle, esposa do Príncipe de Nerola. Anne-Marie usava a fragrância em seus banhos e também como perfume. O óleo aromático foi batizado de "Néroli" em homenagem ao título de seu marido, se tornando um dos mais nobres e caros aromas na arte da perfumaria francesa. Excelente antiespasmódico, antidepressivo, antisséptico, sedativo e hidratante.

Compleição: sua coloração é clara e límpida.

Principais componentes: linalol, geraniol, nerol, éster antranílico e éster fenilacético.

Indicação: combate cólicas, dispepsia nervosa, diarreia, depressão ansiedade. Ótimo hidratante para peles secas e peles sensíveis. Auxilia no tratamento contra insônia, palpitações e estados de choque.

Observações Importantes:
- É recomendado para casos de cólicas infantis.
- Pode ser utilizado em banhos de banheira para aliviar sintomas de tensão pré-menstrual.

Rosa

Óleo essencial obtido na destilação com vapor das flores frescas, colhidas ao amanhecer, antes das oito horas da manhã. Um óleo essencial refrescante, calmante e benéfico para o coração e para os olhos. Restaura o equilíbrio emocional. Um óleo altamente eficaz contra impurezas no sangue, sendo muito útil ao sistema vascular.

Compleição: sua coloração é amarelada.

Principais componentes: cerol, citronelol, geraniol e acetatos diversos.

Indicação: problemas de reprodução feminina, esterilidade, escaras, circulação deficiente, parto, afrodisíaco, tensão nervosa, calmante, combate a crises emocionais, tônico geral, auxilia no tratamento da pele.

Observações importantes:
- O óleo essencial de rosas deve ser evitado durante a gestação.

Sândalo

Óleo essencial obtido pela destilação com vapor da madeira picada. É um ótimo anti-inflamatório e tem leve poder analgésico. Eficiente em tratamentos de gonorreia. Seu aroma diferenciado auxilia em crises de ansiedade.

Compleição: sua coloração é amarelada.

Principais componentes: sântalo, fusanol e ácido santálico.

Indicação: bronquite, catarro, tosse, retenção de líquido, infecção na bexiga, infecção da garganta, depressão, cistite, escaras, ansiedade, tensão nervosa, acne, tratamento de pele, afrodisíaco, relaxamento, estresse, tensão, infecções no peito, náusea, esgotamento nervoso, doença crônica.

Observações Importantes:

- O óleo essencial de sândalo pode causar reação alérgica em algumas pessoas. Importante fazer o teste antialérgico ates de sua utilização.
- Pessoas com problemas renais devem evitar esse óleo essencial.

Outros óleos essenciais e suas aplicações

Alho

Óleo com propriedades antimicrobianas, pode ser indicado para auxiliar no tratamento de hipertensão arterial leve, redução de colesterol, para prevenir resfriados, tratar de infecções bacterianas e fúngicas.

Observação Importante:
- Não deve ser utilizado por gestantes, lactantes, pessoas com hemorragias, recém-nascidos, pessoas com pressão baixa, pré e pós-operatórios, trombocitopenia ou pessoas com dermatites.

Indicação: cardioprotetor, pressão alta, antibactericida, antifúngico, colesterol alto, problemas estomacais e respiratórios, anticoagulante e hipertireoidismo.

Baunilha

O óleo essencial de baunilha trabalha o conforto emocional, a clareza mental, auxília na perda de peso, acalma as dores de estômago, reduz a fome e alivia o estresse.

Indicação: Calmante, relaxante, esgotamento físico e mental

Benjoim

Óleo essencial obtido de cortes nas cascas da árvore, de onde é extraída a seiva da planta, o processo é bem parecido com o que os seringueiros fazem para extrair a borracha. Excelente agente contra resfriados, gripe, tosse, asma, bronquite. Pode ser usado sobre a região afetada ou em inalações. O benjoim é uma goma perfumada muito usada no Oriente na fabricação de incensos e remédio, já no Ocidente, sua principal aplicação é como fixador de perfumes para que o aroma não se dissipe quando em contato com o ar, já que esses perfumes são fabricados com essências voláteis. Seu aroma é doce e agradável como a baunilha.

Indicação: catarro, bronquite, tosse, resfriados, ferimentos, acne, eczema, psoríase, ulcerações, reumatismo, artrite, cicatrização, circulação, rigidez muscular, tensão nervosa, estresse, crise emocional.

Bétula

Óleo essencial de bétula tem coloração verde escura e é utilizado para tratamentos capilares. É também ótimo sedativo para dores musculares e adstringentes. Indicado para massagens devido a sua propriedade relaxante. Aconselhado para tratamentos de problemas de pele, como psoríase e eczemas. Contribui na eliminação de toxinas do corpo pela urina, auxiliando no tratamento do reumatismo e do cálculo renal.

Indicação: adstringente, antisséptico, depurativo, cicatrizante, diurético, germicida, laxante, estimulantes, sudorífero e tônico.

Cânfora

Óleo essencial obtido pela destilação a vapor das folhas mais saudáveis. Ótimo estimulante do coração, pode ser usado em casos de paradas cardíacas causadas por choque, em doenças cardíacas, em febres infecciosas e em pneumonias. A cânfora é excelente em casos de febres e inflamações reumáticas, queimaduras da pele ou qualquer outro tipo de inflamação.

Indicação: prisão de ventre, diarreias, diurético, afrodisíaco, pressão baixa, choque, parada cardíaca, histeria, excesso de calor ou de frio, infecção, depressão, apatia.

Canela

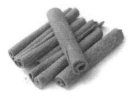

Óleo essencial obtido da destilação com vapor de folhas e de ramos. Um antisséptico poderoso. Excelente para fazer inalação em casos de resfriados e de gripes. É afrodisíaco, estimulante, analgésico e vermífugo. Auxilia a conter sangramentos, estimula à circulação sanguínea, é antiespasmódico, auxilia em problemas digestivos, na impotência e na frigidez.

Indicação: infecções, tosse, resfriados, gripes, reumatismo, artrite, debilidades em geral e dores.

Capim-cidreira

Óleo essencial obtido da destilação com vapor de folhas frescas ou semi-secas. É antisséptico, estimulante e um bom desodorante refrescante.

Indicação: infecções, acne, tônico geral, digestivo, diurético, estados nervosos, celulite, tratamento de pele, dificuldades de concentração, esgotamento mental, negativismo.

Cardamomo

Óleo essencial obtido da destilação com vapor de sementes do fruto verde. Auxilia no tratamento de indigestão com flatulência e fermentação gástrica anormal, que é a causa da halitose (mau-hálito) e diarreia acompanhada de cólicas. Também é excelente para combater o esgotamento mental e a baixa de libido.

Indicação: indigestão, flatulência, cansaço mental, retenção de líquido, cãibras musculares, espasmo muscular, cãibras estomacais, cansaço físico, catarro, dor de cabeça tipo sinusite, prisão de ventre.

Cedro

O óleo essencial de cedro é obtido por meio da destilação a vapor de seus galhos, folhas e tronco. Um óleo viscoso de coloração amarelada ou de um âmbar suave. Com seu odor amadeirado, além de perfumar o ambiente é muito utilizado para combater inflamações da pele. Seu perfume auxilia em crises de irritabilidade e estresse, pois possui propriedades sedativas, diminuindo a pressão sanguínea e os batimentos cardíacos.

Indicação: combate a tosse, a bronquite, a asma, infecções respiratórias e urinárias, a cistite e o reumatismo; fortalece os cabelos; auxilia no tratamento de peles oleosas, acnes e eczemas; é adstringente, sedativo, antisséptico e tônico.

Cipreste

Óleo essencial obtido da destilação a vapor de folhas e ramos de galhos novos. É adstringente, antirreumático e cicatrizante. O óleo de cipreste é utilizado em banhos para tratamento de hemorroidas e para banhos nos pés suados, proporcionando sensação de frescor e limpeza.

Indicação: circulação, varizes hemorroidas, problemas menstruais, menopausa, tosse, asma e outros problemas respiratórios, retenção de líquido, celulite, reumatismo, tensão e nervosismo.

Citronela

O óleo essencial de citronela é extraído por arrasto de vapor, um processo industrial onde é realizada a destilação e este produto destilado entra em ebulição abaixo de 100°C. O óleo essencial de citronela é muito conhecido como purificador de ambiente e excelente repelente, como também um ótimo estimulante.

Indicações: é antidepressivo, desodorizante, antisséptico, bactericida, repelente, tônico, revigorante, refrescante e nevrálgico; alivia dores de cabeça, enxaquecas e cansaços nas pernas, ajuda a combater dores reumáticas, na convalescência, no vigor físico e no ânimo.

Coentro

Óleo essencial obtido pela destilação com vapor de sementes maduras maceradas.

Indicação: problemas digestivos, flatulência, cãibras estomacais, dores devido a cansaço, cansaço mental e reumatismo.

Cravo

Óleo essencial obtido pela extração com solvente, seguido da extração com álcool do núcleo da flor. É cicatrizante, antiespasmódico e carminativo.

Indicação: auxilia nos tratamentos com problemas emocionais, no combate ao estresse e à solidão emocional, que reflete no sentimento de isolamento ou de estar sendo abandonado, acalma a mente superativa e atua beneficamente na incapacidade de se comunicar.

Erva-doce

Óleo essencial obtido pela destilação de sementes maceradas. Excelente diurético, auxilia no tratamento da insuficiência de secreção de urina e no combate a pedras nos rins.

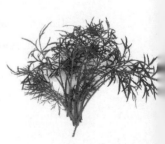

Indicação: dores abdominais ou cãibras, flatulência, tosse, dor de garganta, problemas digestivos, problemas menstruais, tensão pré-menstrual, problemas da menopausa, obesidade, náuseas, retenção de líquidos, problemas hepáticos.

Grapefruit

O óleo essencial de grapefruit é extraído de sua casca por prensagem a frio. É um importante óleo, pois possui propriedades que auxiliam no combate a depressão. Ao usá-lo, deve-se evitar expor a pele aos raios solares, pois poderá ocasionar manchas. Auxilia no combate ao estresse, estados de irritabilidade, melhorando o ânimo e a autoconfiança.

Indicações: é diurético, antisséptico, revigorante, depurativo, tônico geral, purificador do sistema circulatório, digestivo e relaxante; combate náuseas, flatulências, estresse, dores de cabeça, fadiga mental e equilibra estados emocionais abalados.

Gengibre

Óleo essencial obtido pela destilação com vapor da raiz fresca ou desidratada.

Indicação: fratura, reumatismo, artrite, entorpecimento, cansaço muscular, problemas digestivos, náusea, resfriado e gripe, frieza emocional, cansaço nervoso, debilidades em geral, tônico sexual, enjoo devido ao balanço em navios.

Gerânio

Óleo essencial obtido pela destilação com vapor de folhas e hastes. É anticoagulante, antidepressivo, analgésico, regenerativo, adstringente e cicatrizante. Além de analgésico é um sedativo suave e pode ser usado para nevralgias. Por ser sedativo, também é indicado para queimaduras.

Indicação: problemas de reprodução feminina, distúrbios circulatórios, antidepressivo, menopausa, feridas, hemorroidas, bactericida, anti-infeccioso, cansaço, nervosismo e é indicado para o equilíbrio emocional.

Hortelã

Óleo essencial obtido pela destilação com vapor da planta fresca ou parcialmente seca. Considerada um óleo essencial de primeiros socorros, auxilia em problemas respiratórios, náuseas e enjoos de viagem.

Indicação: dor de cabeça, náusea, cansaço, apatia, tosse, problemas digestivos, problemas intestinais, flatulência, dor muscular, congestão do sinus nasal, choque, fraqueza, enjoos, infecções da boca ou das gengivas, cansaço mental, circulação deficiente.

Ilangue-Ilangue (ylang-ylang)

Óleo essencial obtido da destilação com vapor de flores frescas totalmente desenvolvidas, colhidas de preferência ao amanhecer. Proporciona efeito de euforia sobre o sistema nervoso, porém, é também sedativo e hipotensor, sendo indicado em casos de ansiedade, tensão e pressão alta. É afrodisíaco, antidepressivo, antisséptico e ajuda nos cuidados com a pele.

Indicação: nervosismo, cansaço físico, depressão, estresse, irritabilidade, crescimento do cabelo, ansiedade, tensão pré-menstrual, tratamento da pele, tensão nervosa, regula a circulação e é um ótimo tônico uterino.

Jacinto

Óleo essencial obtido da extração com solvente, seguido da extração com álcool das flores.

Indicação: auxilia no tratamento de crises emocionais, é sedativo, calmante, alivia a tensão e o cansaço mental, ajuda a lidar com o sentimento de mágoa, angústia e abandono.

Jasmim

Óleo essencial obtido pela extração com solventes naturais do extrato das flores. Auxilia no combate a tosse e nos problemas respiratórios. É revigorante e atua nos níveis emocionais, ajudando em problemas psicológicos e psicossomáticos. Ao mesmo tempo que é sedativo, é também estimulante, sendo muito utilizado em casos de depressão, elevando a vibração energética de seu usuário.

Indicação: afrodisíaco, fertilizador, atua na tensão nervosa e nos problemas relacionados ao estresse e à depressão, é antisséptico e auxilia no tratamento de pele.

Junípero

Óleo essencial obtido das suas frutinhas pequenas espremidas a frio. O óleo essencial de Junípero tem atuação sobre a pele, na digestão, no tratamento de problemas urinário e do sangue e age sobre o sistema nervoso.

Indicação: antisséptico, ajuda nos tratamentos de problemas respiratórios, digestivos e em assuntos relacionados ao sangue. Auxilia em crises convulsivas, nas tosses, na falta de ar e em cãibras. Ajuda no tratamento de hemorroidas e é excelente diurético.

Laranja

Óleo essencial obtido da casca da laranja espremida a frio. Tem poder sedativo, digestivo e tonificante.

Indicação: é diurético e depurativo, atua na prisão de ventre auxiliando a eliminar as toxinas do organismo e combate excessos cometidos com comida. Auxilia no tratamento de pele, é ótimo calmante, anticoagulante, antiespasmódico, antisséptico e antibiótico. Combate a ansiedade nervosa, é um poderoso desinfetante e tônico geral do corpo.

Louro

Óleo essencial obtido da destilação a vapor com água do mar, de folhas colhidas de arbustos há pelo menos cinco anos.

Indicação: reumatismo, dor muscular, nevralgias, circulação, resfriado, gripe, calmante, infecções dentárias, diarreia, infecções da pele, cansaço geral, antisséptico, antibiótico, analgésico, anti-infeccioso, estimulante geral, hipertensivo.

Manjericão

Óleo essencial obtido da destilação do caule, das folhas e das extremidades com flores dessa planta. Excelente tônico e antisséptico, é digestivo e estimulante do córtex da suprarrenal. Clareia as ideias, alivia a fadiga intelectual e dá força mental.

Indicação: sistema nervoso fragilizado, cansaço mental, dor de cabeça, tensão, estresse, espasmo muscular, concentração, preguiça física e mental.

Manjerona

O óleo essencial de manjerona é obtido pela destilação de suas folhas e flores. Os antigos diziam que a manjerona era indicada para quem queria atingir a longevidade. Um óleo que, apesar de ser considerado um excelente calmante, também é afrodisíaco. Deve ser usado com cuidado, em doses elevadas pode até dopar uma pessoa. Sua propriedade sedativa alivia as tensões de dores musculares, por isso é indicado para massagens depois de exercícios físicos.

Indicações: é afrodisíaco, calmante e sedativo; combate infecções, artrites e reumatismos; alivia a depressão, a solidão, a ansiedade, a agitação, a intolerância, dores de cabeça, cólicas intestinais e a sensação de aprisionamento; auxilia no tratamento de traumas emocionais.

Melissa

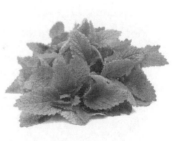

Óleo essencial obtido da destilação com vapor feita das partes frescas das extremidades das flores, das folhas e do caule. O óleo essencial de Melissa atua sobre o sistema nervoso relacionado ao coração. É um poderoso sedativo e alivia as tensões, trazendo alegria e paz de espírito. Por estar ligado ao sistema reprodutor feminino, alivia dores menstruais, relaxando e deixando a natureza agir.

Indicação: calmante, cãibras estomacais, náuseas, palpitações, estresse, depressão, dor de cabeça, cansaço mental, cólica menstrual, tônico geral, herpes e cândida.

Menta

Óleo essencial extraído das folhas por destilação a vapor. Muito utilizado em compressas, para aliviar inchaços, pois é um vaso constritor. Estimulante e refrescante é um dos óleos essenciais mais importantes.

Indicações: é refrescante, estimulante, revigorante e expectorante; ativa o sistema digestivo; é um ótimo tônico nervoso e hepático; combate as náuseas e a fadiga mental e auxilia no tratamento da menopausa, das cãibras, do reumatismo e na concentração.

Outros óleos essenciais e suas aplicações | 93

Mirra

Óleo essencial obtido da destilação com vapor de sua goma, óleo ou resina. É um antisséptico e um anti-inflamatório eficaz. Sua ação no sistema pulmonar é a de fortificar e estimular seu funcionamento.

Indicação: tosse, catarro, bronquite, ulcerações, feridas na boca, resfriado, ferimentos, infecções, sensação de frio, eczema, infecções na gengiva, tratamento de pele, peitoral, antisséptico, expectorante, antifúngico, adstringente, auxilia no tratamento de pele rachada e ressecada.

Noz-Moscada

Óleo essencial extraído das folhas, das flores, dos talos e das sementes por destilação a vapor. O uso desse óleo eleva o astral e combate dores musculares e de articulações devido ao seu poder sedativo e antiinflamatório. É também indicado no combate a dores abdominais, assim como estomacais e intestinais. Ótimo tônico do cérebro, aliviando cansaço mental e estresse. Melhora a concentração e a ansiedade.

Indicações: é antidepressivo, digestivo, antisséptico e antioxidante; um ótimo tônico cerebral e sexual, combate a ansiedade, a fadiga mental, a frigidez, a diarreia e as dores musculares, alivia os inchaços das articulações e a flatulência.

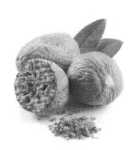

Olíbano

Óleo essência obtido pela destilação a vapor de sua resina. É conhecido como o óleo da elevação espiritual, pois auxilia na conexão com o sagrado, despertando aquilo que tem de mais importante em nós que é nossa ligação com o criador. O óleo essencial de olíbano é uma excelente ferramenta para nos auxiliar em meditações.

Indicações: é tônico, antisséptico, bactericida, cicatrizante, regenerador celular, purificador de ambientes e antirrugas; combate a tosse, a bronquite e as gripes; alivia tensões e ansiedades e auxilia nos tratamentos reumáticos, em artrites e na artrose.

Palmarosa

O óleo essencial de palmarosa é obtido pela destilação a vapor de suas folhas. Possui aroma doce e amadeirado. Seu aroma lembra o do óleo essencial de rosas. Conhecido como o óleo da sensibilidade.

Indicações: elimina manchas na pele, é revitalizante, fungicida, rejuvenescedor, regenerador celular, adstringente e antidepressivo; auxilia no combate ao estresse, à fadiga e ao nervosismo.

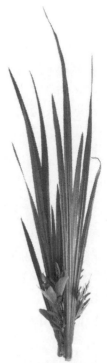

Patchouli

Óleo essencial obtido da destilação com vapor feita nas folhas secadas ao sol, ligeiramente fermentadas. O óleo essencial de patchouli apresenta características sedativas ligadas ao sistema nervoso, auxiliando em tratamentos antidepressivos, clareando as ideias e auxiliando na solução de problemas.

Indicação: infecções em geral, especialmente as causadas por fungos ou por bactérias. É um bom repelente de insetos, agindo sobre picadas. Auxilia nos problemas emocionais devido ao estresse ou dependência de drogas ajudando na depressão. Ajuda a eliminar as toxinas, é anti-infeccioso, antisséptico e descongestionante. Atua como antibiótico, antifúngico, antitóxico, em dermatites, pé-de-atleta, tinha (micose) e parasitas. É adstringente, calmante e afrodisíaco. Combate a caspa, a prisão de ventre e é um ótimo tônico uterino.

Petitgrain

O óleo essencial petitgrain é obtido por destilação a vapor de suas folhas. O petitgrain é conhecido como a laranja amarga. É um dos óleos mais usados para combater a insônia, devido as suas propriedades calmantes, ao mesmo tempo que é um estimulante; podemos dizer que ele está no meio termo.

Indicações: é diurético, bactericida, relaxante, refrescante e digestivo; combate a fadiga física e mental e auxilia na memória.

Pinho

Óleo essencial obtido da destilação com vapor dos ramos e brotos do pinheiro. Poderoso antisséptico utilizado em todos os processos infecciosos, inclusive respiratório e urinário. É também indicado contra o estresse mental.

Indicação: reumatismo, dor e cansaço muscular, infecção nos brônquios, resfriado, tosse, debilidades em geral, cansaço mental, asma, infecção no sinus nasal, celulite, problemas urinários.

Sálvia Sclarea

O óleo essencial de sálvia sclarea é obtido pelo arraste a vapor de suas partes aéreas. Conhecido como o óleo essencial das mulheres, devido ao seu aroma agradável que acalma e traz a feminilidade, inspirando a criatividade. Um dos antidepressivos mais importantes na aromaterapia.

Indicações: aumenta a imunidade; combate a celulite, a frigidez e a TPM; é regulador feminino, adstringente, antidepressivo e relaxante; alivia o estresse, a agressividade e as tensões.

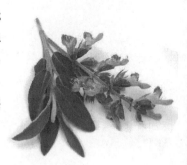

Sândalo

Óleo essencial com aroma adocicado extraído por destilação de sua casca e muito utilizado em fragrâncias na indústria de perfumes. O Sândalo é considerada uma essência divina, tem sido utilizado em rituais religiosos e espiritualistas desde a pré-história, assim como na medicina tradicional durante muito tempo. É considerado um excelente calmante, aliviando tensões nervosas, ansiedades e auxiliando em tratamentos contra a depressão. Um ótimo óleo essencial para se utilizar em difusores para a meditação.

Indicações: é antisséptico, anti-inflamatório, carminativo, expectorante, diurético, antiespasmódico, sedativo, tônico, antidepressivo e afrodisíaco; auxilia no tratamento de inflamações da pele, no tratamento de acnes, pele seca, pele cansada, herpes, coriza, congestão nasal e problemas respiratórios; combate a diarreia, a dispepsia, as infecções do trato urinário, a frigidez e a impotência; normaliza o fluxo menstrual.

Tangerina

Óleo essencial obtido da casca da fruta espremida a frio. Excelente calmante e antiespasmódico. Auxilia no tratamento de tensão nervosa e insônia.

Indicação: convalescença, problemas digestivos, esgotamento, tensão nervosa, irritabilidade, celulite, prisão de ventre, tratamento de pele.

Tea-Tree

O óleo essencial de melaleuca, como também é chamado, tem propriedades antibacterianas, antifúgicas e anti-inflamatórias, por isso é muito ulilizado no tratamento de problemas de pele e unhas, principalmente os provocados por fungos. Além de combater problemas respiratórios, amidalite, mau hálito e micoses, é também muito efetivo para eliminar odores dos pés.

Indicação: inflamações, micoses, mau hálito, doenças viróticas, fúngicas ou bacterianas, fortalecimento do sistema imunológico, infecções respiratórias, cândida, inflamações, amidalite e cistite.

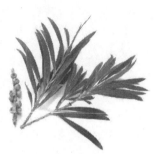

Tomilho

O óleo essencial de tomilho é extraído por destilação a vapor de suas folhas. Este óleo tem propriedades que auxiliam no combate ao estresse, a ansiedade, a dores de cabeças e resfriados, devido à ação de um dos seus componentes que é o Timol.

Indicações: combate gripes, resfriados e o cansaço físico; auxilia no trato respiratório e na convalescência, é bactericida, repelente, relaxante, antisséptico, tônico, estimulante e anti-helmíntico.

Vetiver

Óleo essencial obtido da destilação com vapor das suas raízes lavadas, secas e trituradas. Auxilia a estimular a circulação, assim como combater dores nas juntas e nas articulações.

Indicação: reumatismo, tônico circulatório, problemas menstruais, estresse, tensão, calmante, tensão nervosa, purificação, excessos cometidos com comida.

Aromaterapia na prática

A massagem é uma das técnicas mais indicadas para o uso de óleos essenciais, porém, não é aconselhado seu uso em pessoas recém operadas, com febre, câncer ou trombose, em pessoas com queimaduras ainda não cicatrizadas ou com infecções. Para esses casos, apenas passe o óleo ou o creme nas regiões desejadas, mas sem massagear.

Procure fazer seus próprios cremes ou óleos, caso tenha paciência e disposição para isso, pois assim terá a certeza de que o produto que está utilizando é realmente de qualidade. No mercado já existem esses produtos prontos, mas é muito mais prazeroso fazer os seus e em quantidades necessárias para cada aplicação.

Evite passar óleos essenciais puros diretos na pele, evitando assim algum tipo de irritação, e mesmo com cremes e óleos diluídos, faça antes o teste para ver se a pessoa que fará uso do produto tem alguma alergia dos seus componentes.

Em massagens é aconselhado usar óleos carreadores como o de semente de uva, o de amêndoa doce, de gérmen de trigo ou de gergelim associados ao óleo essencial.

Segue algumas das queixas mais comuns e os óleos essenciais mais indicados para alívio dos sintomas:

Desintoxicação: gerânio e cipreste.

Dores nas articulações: manjerona.

Drenagem linfática: cipreste, gerânio, tea-tree e eucalipto.

Relaxar e induzir o sono: bergamota, laranja e lavanda.

Relaxamento muscular: lavanda, manjerona e gerânio.

Vejamos agora como utilizar os óleos essências para cada tipo de necessidade.

ÓLEO RELAXANTE

- 30 ml de óleo vegetal de gérmen de trigo
- 6 gotas de óleo essencial de lavanda
- 6 gotas de óleo essencial de gerânio

Misture os óleos e aplique nos locais de tensão ou por todo o corpo. Além de relaxar, estará cuidando de sua pele, pois o óleo vegetal de gérmen de trigo é um regenerador celular que contém vitaminas A, B e E.

BANHO REFRESCANTE

Banheira:

- 6 gotas de óleo essencial de lavanda
- 2 gotas de óleo essencial de menta

Misture os dois óleos essenciais na água da banheira, que deve estar morna ou em uma temperatura que não lhe prejudique.

Esse banho ajuda a refrescar em dias de calor, além de proporcionar sensação de leveza.

Para quem não possui banheira, pode também usufruir desses aromas e suas propriedades pingando a mesma quantidade de gotas no chão do box do banheiro ou colocando uma gota de cada óleo em uma bucha de banho umedecida (de preferência usar bucha vegetal), e passar pelo corpo em movimentos circulares.

ÓLEO AFRODISÍACO

Em 30 ml de óleo vegetal, acrescente:

- 7 gotas de óleo essencial de ylang-ylang
- 5 gotas de óleo essencial de patchouli.

Esse óleo serve para apimentar a relação com seu parceiro ou parceira, além de tornar o ambiente perfumado e hidratar a pele.

CREME NATURAL

- 7 g de cera de abelha
- 60 ml de óleo de amêndoa doce (óleo carreador)
- 30 ml de água de flores ou água destilada
- 4 a 6 gotas de óleo essencial que melhor servir para seu propósito.

Despeje a cera de abelha e o óleo carreador em uma tigela refratária. Coloque-a em banho-maria até que os ingredientes se misturem. Retire a tigela devagar e vá adicionando a água a essa mistura, mexendo sem parar até que o creme esfrie. Adicione o óleo essencial de sua escolha e mexa até a mistura engrossar. Em seguida, coloque o creme em um pote esterilizado.

Não se preocupe, pois, em uma primeira impressão, parece que a água não vai se misturar, continue mexendo até que a mistura fique homogênea. Se achar que os braços não vão dar conta pode usar uma batedeira.

Nessa mesma receita podemos criar um creme leve, um creme para um tratamento específico ou ainda um creme exuberante para uma ação mais encorpada.

Para o creme leve, acrescente 35 ml de óleo de jojoba, aumente a cera para 10 g, diminua o óleo de amêndoa doce para 45 ml e a água para 20 ml. Para o creme de tratamento, acrescente 15 g de lanolina, diminua o óleo de amêndoa para 45 ml e aumente a água para 60 ml.

Para o creme exuberante acrescente 15 g de manteiga de cacau, reduza o óleo de amêndoa para 45 ml e aumente a água para 35 ml.

POMADAS

Para uma receita caseira de pomada com creme neutro e óleo vegetal, o óleo essencial que melhor lhe servir para seu propósito pode ser acrescentado posteriormente. Em uma quantidade de 30 gramas de pomada, acrescente 15 gotas de óleo essencial.

Fórmula:

- 2 colheres de sopa de creme neutro
- 1 colher de sopa de óleo vegetal de gérmen de trigo
- 15 gotas de óleo essencial.

Misture o creme com o óleo vegetal. Depois que obter uma massa homogênea, acrescente as 15 gotas do óleo essencial. Misture bem até atingir uma mistura completa. Coloque tudo em um recipiente esterilizado e tampe. Use um rótulo para indicar seus componentes, sua utilização e a data de fabricação. Essa pomada deverá ser colocada em local arejado e sem incidência de luz. Esse produto pode ter validade de até 60 dias.

ESCALDA-PÉS

Ótimo para refrescar e relaxar os pés após um dia exaustivo de trabalho.

Coloque 2 litros de água quente em uma bacia e acrescente 10 gotas de óleo essencial de sua preferência. Além de aliviar o cansaço, o aroma do óleo atuará em sua mente pela fragrância liberada e capitada por seu nariz. Sugestões de óleos essenciais: cipreste (para dores nos pés), tomilho (para pés inchados), hortelã-pimenta (para ativar a circulação e refrescar).

Se quiser pode acrescentar bolinhas de gude dentro da bacia para ir massageando a sola dos pés enquanto relaxa. Após o escalda-pés, passe um creme hidratante de sua preferência para hidratar.

BANHO DE MÃOS

Ótimo para hidratar e melhorar a aspereza das mãos, esses banhos podem ser feitos apenas usando uma bacia com água quente, porém, deve-se ter cuidado para que a temperatura da água não cause nenhum desconforto nem risco de queimadura nas mãos, e com óleos essenciais específicos para o tratamento em questão.

Se quiser incrementar o banho de mãos, faça uso de um esfoliante antes do banho; isso vai ajudar na remoção de células mortas. Após a esfoliação, faça o banho de mãos com óleo essencial.

Para este banho podemos usar:
- Uma bacia ou recipiente que caibam as duas mãos
- Um litro de água aquecida
- Duas colheres de sopa de vinagre de maçã
- Dez gotas de óleo essencial de sua preferência

Após colocar suas mãos na água, deixe-a descansar por alguns minutos (10 minutos já é o suficiente). Após retirar suas mãos do banho, enxugue-as bem e faça uma massagem para hidratá-las.

Para isso pode-se usar:
- Uma colher de óleo de gérmen de trigo
- Cinco gotas de óleo essencial de olíbano

Misture em um recipiente a quantidade suficiente apenas para a massagem, depois aplique nas mãos massageando-as. Cubra-as com plástico filme (aqueles que usamos na cozinha) e deixe descansar por 20 minutos. Para completar o tratamento cuide de suas unhas retirando as cutículas e, se for o caso, e assim o desejar, pinte-as. Isso fará bem a sua autoestima.

SAUNA

Óleos essenciais podem e devem ser usados em saunas. O efeito relaxante da sauna associado ao aroma escolhido auxilia na resolução de possíveis problemas cotidianos. No vapor beneficiam tanto a saúde física quanto a mental ou a emocional.

Adicione 15 gotas do óleo essencial escolhido em 300 ml de água e coloque em um borrifador. Aos poucos, vá borrifando a mistura dentro da sauna e sinta os efeitos maravilhosos que lhe fará. Sugestão de óleos essenciais para a sauna: pinho siberiano ou eucalipto.

INALAÇÃO USANDO UM LENÇO

Essa é uma das maneiras mais simples e facéis de se utilizar os óleos essenciais. Basta pingar de 3 a 4 gotas do óleo em um lenço e levá-lo até o nariz. Inale o aroma exalado pelo óleo. Esse método é muito útil para combater resfriados, dores de cabeça, enjoos de viagem, estresse, ansiedade ou simplesmente para relaxar.

INALAÇÃO USANDO O TRAVESSEIRO

Outra forma simples de inação é usar o seu travesseiro enquanto descansa. Porém, cuidado com o exagero, para não transformar uma ação benéfica em uma intoxicação por vias respiratórias.

Uma ou duas gotas, no máximo, espalhadas por todo travesseiro, já é o suficiente. Essa forma de inalação é muito indicada para casos de insônia, resfriado, além de auxiliar no relaxamento depois de um dia agitado. O óleo essencial mais indicado para essa técnica é o de lavanda, mas pode ser utilizado qualquer outro que atenda a sua necessidade.

SACHES

Para aromatizar ambientes e mudar a frequência energética desses lugares, podemos fazer uso de saquinhos com folhas, serragens, rolhas ou qualquer outro material que absorva de alguma forma o óleo. Basta pingar algumas gotas (de 3 a 4) do óleo essencial de sua preferência nesses saquinhos, espalhá-los pelos ambientes e aproveitar o aroma que será liberado por eles. Pode utilizar os óleos essenciais de lavanda, bergamota ou cedro, este último é excelente para espantar traças. Saches também podem ser colocados em armários e gavetas, deixando neles um aroma perfumado, além de perfumar as roupas que estiverem dentro deles. Sanches são ótimos também para o local onde guardamos os sapatos, pois elimina odores ocasionados pelo suor. Nesses casos, podemos usar o óleo essencial de pinho ou de cipreste. Use sua criatividade e busque uma energia mais harmoniosa em sua casa ou em seu local de trabalho.

LAREIRAS

Em suas infinitas formas de uso, os óleos essenciais podem também trazer benefício caso tenha uma lareira. Pingue 7 gotas do óleo essencial de sua preferência em cada tora de madeira, uma hora antes de acender o fogo. Assim, enquanto aproveita o calor do fogo, também vai absorver os benefícios do óleo essencial. Sugestão para essa prática: cipreste, pinho ou cedro.

AMBIENTES

Alguns óleos essenciais podem ser utilizados para aromatizar ambientes, deixando-os harmônicos e ajudando no bem-estar de toda a família ou na harmonização do espaço em que trabalha. Segue algumas dicas:

Eucalipto, pinheiro, tomilho ou alecrim: indicados para casos de sinusite, faringite e diversas afecções. Além de perfumar o ambiente, também ajudam no tratamento dessas enfermidades.

Alfazema (lavanda) ou laranjeira: quando buscamos um ambiente relaxante e sedativo contra insônia, ansiedade e nervosismo esses óleos são os mais indicados. Excelente para crianças agitas e com dificuldades de dormir.

Limão, alecrim ou hortelã-pimenta: óleos que proporcionam força e energia a um ambiente.

Tomilho, eucalipto, canela ou sálvia: trabalham a limpeza do ambiente devido ao seu grande poder antisséptico, eliminando vírus de gripe ou resfriado.

Erva-cidreira ou cidrão: são excelentes repelentes, muito usados para afugentar mosquitos e insetos de um ambiente.

Gerânio-silvestre, sassafrás ou lavanda: são ótimos para eliminar odores de cigarros e fumo em geral de um ambiente.

Obs.: não é aconselhável a mistura de vários óleos essenciais de uma só vez. Analise a situação e escolha o óleo de sua preferência ou aquele que estiver mais ao seu alcance.

Óleos essenciais e os disturbios do organismo

SISTEMA DIGESTIVO

Apetite fora do normal: patchouli.

Congestão hepática: camomila alemã, angélica (raiz ou semente), milefólio, hissopo, alecrim QT3 (verbenona), coentro, cerefólio, aipo (semente).

Diarreia: petitgrain-laranja, petitgrain-limão.

Enjoo e náuseas: hortelã-pimenta, hortelã-do-campo, cânfora, alecrim QT1 (cânfora) ou QT2 (cineol).

Falta de apetite: laranja, tangerina, canela, cravo, limão.

Gastrite: limão, copaíba, petitgrain, alecrim QT3 (verbenona).

Prisão de ventre: laranja, limão erva-doce, tangerina, anis-estrelado, mandarina, funcho, petitgrain-laranja, petitgrain-limão.

Ressaca: limão.

Úlcera estomacal: limão, camomila alemã, candeia, cedro do Atlas e do Himalaia, gurjan, turmérico, hedychium.

SISTEMA CIRCULATÓRIO

Celulite: hortelã-pimenta, cânfora, hortelã-do-campo ou hortelã-verde, cipreste, folha de junípero, pinheiro silvestre, citronela e capim-cidreira.

Colesterol alto: limão e alho.

Hidropsia: laranja, limão, tangerina, grapefruit, funcho, erva-doce e anis-estrelado.

Hipertensão: lavanda fina e estoeca, mirto, camomila romana, pau-rosa, esclareia, melissa, capim-cidreira, litsea cubeba, verbena limão.

Hipotensão: alecrim QT1 (cânfora), lavanda spike, cânfora branca, hissopo.

Obesidade: laranja, limão, tangerina, grapefruit, funcho, erva-doce e anis-estrelado.

Varizes: bergamota, hortelã-pimenta, hortelã-do-campo ou hortelã-verde, cânfora, limão, cipreste, folha de junípero e pinho silvestre.

SISTEMA ESQUELÉTICO-MUSCULAR

Artrite, reumatismo, tendões inflamados e LER: orégano selvagem, orégano de vaso e orégano comum, citronela, capim-cidreira, limão e gengibre, citronela, angélica, hissopo, tea-tree, wintergreen, bétula doce, folhas de junípero, pinheiro silvestre e abeto.

Alergias de pele: camomila romana, lavanda fina e estoeca, mirto, pinheiro silvestre, abeto, cedro do Atlas ou Himalaia, perila, hortelã-limão e bergamota.

Cicatrização e queimaduras: lavanda, pau-rosa, mirto, hortelã-limão, sândalo, óleo de Ho (Ho Wood e Ho Leaf), benjoim, xantoxilum.

Furúnculos e inflamações: orégano, tomilho vermelho, tea-tree, manuka, hissopo, cravo-da-índia, capim-cidreira ou limão, canela, milefólio, bétula branca.

Gota: capim-cidreira, hissopo, limão, levístico, canela (casca) e bergamota.

Micoses e cândida: tea-tree, cravo-da-índia, tomilho vermelho, oréganos e manuka.

Psoríase: limão, camomila romana, lavanda fina e estoeca, mirto, milefólio, sândalo, xantoxilum (pimenta-de-monge), bergamota e gerânio.

Verrugas e calosidade: cravo-da-índia.

SISTEMA RESPIRATÓRIO

Asma: camomila romana, lavanda fina ou estoeca, mirto, sálvia, poejo.

Bronquite e sinusite: eucalipto glóbulos, smithii e hortelã, hortelã-pimenta ou hortelã-do-campo, alecrim QT1 e QT2, cânfora branca, sálvia triloba, louro em folhas e louro em bagas.

Infecções pulmonares: eucalipto citriodora, oréganos, tomilho vermelho, tea-tree, manuka, kanuka, hissopo e canela casca.

Renite e alergias: mirto, poejo, wintergreen, perila, bétula doce, bergamota.

SISTEMA EXCRETOR

Cálculos: camomila alemã.

Cistite e nefrite: tea-tree, junípero bagas, manuka e orégano.

Cólicas: camomila romana, lavanda fina e lavanda estoeca.

Rins: laranja, tangerina, erva-doce, anis-estrelado, funcho.

SISTEMA REPRODUTIVO

Câncer, tumores e cistos: orégano de vaso, cominho negro, orégano (comum e selvagem) e limão.

Cândida vaginal: tea-tree, manuka, bergamota.

Cólicas: camomila romana, mirto, lavanda fina e lavanda estoeca, cenoura (semente) e salsa.

Dificuldades para engravidar: sálvia esclareia.

Falta de leite (amamentação): anis-estrelado, funcho, erva-doce.

Frigidez e impotência: ylang-ylang completo, canela casca, cravo-da-índia, jasmim, benjoim do Sião.

Leucorreia: sálvia esclareia e triloba, tea-tree e bergamota.

TPM (tensão pré-menstrual) e menopausa: funcho, sálvia esclareia, anis-estrelado, erva-doce, sálvia da Dalmácia e Triloba, vitex, Tnsy, cenoura (semente) e salsa.

SANGUE

Anemia: vetiver, levístico, parsnip, aipo (semente) e cyperus.

Intoxicação (depurativo): hissopo, limão e angélica.

Sistema imunológico: olíbano, sândalo, mirra, ylang--ylang completo, jasmim, canela, cravo-da-índia, vetiver, patchouli, aipo (semente), cenoura (semente), cyperus, xantoxilum, lavanda, camomila, levístico e opoponax.

SISTEMA NERVOSO

Agitação e ansiedade: lavanda, ylang-ylang completo, pinheiro silvestre, Ho Wood, pau-rosa, néroli, laranja, petitgrain, camomila romana e mirto.

Estresse: pinheiro silvestre, abeto, sálvia triloba, poejo, petitgrain, louro.

Insônia: lavanda fina, lavanda estoeca e camomila romana.

Memória fraca: hortelã-pimenta, cânfora, alecrim QT1 (canfenona).

EMOCIONAL

Falta de liberdade (sensação): louro (folhas), eucalipto glóbulos, hortelã-pimenta e lavanda spike.

Falta de persistência: patchouli.

Meditação: sândalo, olíbano, mirra, abeto e pinheiro silvestre.

Medo: canela e gerânio.

Nostalgia: canela casca.

Raiva e dificuldade de perdoar: camomila romana, rosa e ylang-ylang completo.

Tristeza, apatia e depressão: tangerina, laranja, grapefruit, ylang-ylang completo, camomila romana e bergamota.

OUTROS DISTÚRBIOS

Câncer e tumores em geral: orégano de vaso, orégano selvagem e orégano comum, cominho negro, xantoxilum, limão, olíbano da Somália.

Caspa e seborreia: limão, lima brasileira, alecrim QT1, alecrim QT2 (turco), capim-cidreira, laranja, tangerina, grapefruit, limão e gengibre.

Crescimento capilar (estimular): manjericão exótico, manjericão de cheiro, sálvia, jojoba, jaborandi, louro, cânfora branca, hortelã-pimenta, alecrim QT1.

Doenças infecciosas: tea-tree, manuka, canela (casca), orégano, tomilho vermelho e tomilho branco, hissopo e timbra.

Mau cheiro nos pés: tea-tree, manuka, louro, citronela e eucalipto.

Piolho: capim-cidreira, canela folhas, alecrim, louro e lavanda spike.

Consulta rápida

A tabela a seguir vai facilitar seu início na Aromaterapia. Por meio de palavras-chaves podemos identificar e indicar o óleo essencial certo para cada tipo de problema. Além de facilitar a consulta, a tabela reafirma a sua sensibilidade em associar o óleo certo para as situações apresentadas na conversa inicial com o seu paciente. Por exemplo, se uma pessoa diz que está se sentindo apática, sem vontade de lutar pela vida ou de correr atrás de seus objetivos, podemos associar esta queixa a falta de energia e indicarmos a ela o óleo essencial de manjericão.

Óleo Essencial	Palavra-Chave	Aplicações
Alecrim	Organizar	Tônico e estimulante. Alivia dores musculares e reumáticas. Auxilia na artrite, elimina toxinas e acnes. Combate o cansaço, estimula a concentração e fortalece a memória.
Manjericão	Energizar	Tônico, estimulante mental e repelente. Alivia cãibras, combate a fadiga, fortalece a memória, clareia os pensamentos, auxilia no tratamento da depressão e da ansiedade e nos problemas relacionados ao sistema nervoso.
Bergamota	Relaxar	Bactericida, estimulante digestivo, antidepressivo e ansiolítico. Combate a cândida, a dermatose, a angústia, o estresse e a perda de apetite. É calmante e alivia as cólicas.

Óleo Essencial	Palavra-Chave	Aplicações
Camomila	Socorro e aceitação	Analgésico, anti-inflamatório e antiespasmódico. Alivia os distúrbios estomacais, hepáticos e menstruais (TPM). Auxilia no tratamento de dermatoses, insônias, insatiisfação, impaciência, enxaquecas e sinusites alérgicas.
Canela	Tonificar	Analgésico, bactericida e afrodisíaco. É exótico e auxilia a despertar a intuição. Combate cólicas, diarreias e fadigas.
Capim-limão	Refrescar	Bactericida, diurético, relaxante e repelente. Combate a acne, o esgotamento mental, as cólicas e equilibra o sistema nervoso.
Cedro	Fortalecer	Anti-infeccioso e antisséptico. Auxilia em problemas do trato urinário (cistite) e em problemas respiratórios. Combate o reumatismo, a asma, a dermatose, a ansiedade, a tensão nervosa, o medo e a raiva.
Cipreste	Estruturar	Antissudorífico, circulatório e expectorante. Alivia a retenção de líquido, celulites, varizes, hemorroidas, problemas respiratórios e gripes. Combate a perda de concentração e a tensão. É bom para limpeza de pele.
Citronela	Purificar	Bactericida, tônico, estimulante, desodorizador, higienizador e purificador de ambiente. Combate pulgas e carrapatos e é repelente.
Sálvia sclarea	Regularizar	Adstringente, antidepressivo e relaxante. Fortalece o organismo e é um regulador feminino, auxiliando na TPM e na frigidez. Ajuda no combate à celulite, ao estresse, ao pânico e à agressividade. Alivia a tensão.
Cravo	Centrar	Analgésico, digestivo, antisséptico, bactericida, fungicida, repelente e afrodisíaco. Combate ácaros, dores de dente e age nos problemas bucais. Ativa a memória e a concentração.

Óleo Essencial	Palavra-Chave	Aplicações
Erva-doce	Produzir	Digestivo e antiespasmódico. Combate o estresse, cãibras abdominais, fratulências, cistites, menstruações irregulares e a TPM. Auxilia na lactação e alivia o sistema nervoso.
Eucalipto	Limpeza	Expectorante, purificador, higienizador, bactericida e repelente. Auxilia no tratamento de problemas respiratórios, nas dores musculares e artrites. Ajuda a resolver problemas de ambientes, a combater o cansaço, melhorar a concentração e a comunicação.
Gengibre	Reestruturação	Analgésico, tônico, digestivo e estimulante. Alivia dores musculares, tensões cãibras, enxaqueca e distensões. Auxilia em tratamentos da coluna vertebral e de toda parte óssea. Melhora a concentração e é um ótimo tônico sexual.
Gerânio	Rejuvenescedor	Rejuvenescedor, repelente, diurético, calmante, antidepressivo, ansiolítico e afrodisíaco. Auxilia no combate à celulite, à obesidade e à TPM. Ajuda a eliminar rugas, harmoniza as energias, combate a raiva e a tristeza e elimina toxinas.
Grapefruit	Ativar	Relaxante, refrescante, restaurador, depurativo, diurético, revigorante e bactericida. Combate a celulite e a fadiga física e mental.
Jasmim	Desejar	Analgésico, antidepressivo, rejuvenescedor e afrodisíaco. Alivia a tensão muscular, distensões e cãibras. Equilibra os hormônios, combate a frigidez, os traumas, a rejeição, o pânico, o medo, a paranoia e a melancolia.
Junípero	Fortificar	Desintoxicante hepático e renal, diurético, bactericida e purificador de ambientes estagnados. Combate a cistite e a sensação de medo e de insegurança. Alivia dores musculares, artrites, celulites, micoses e acnes.

Óleo Essencial	Palavra-Chave	Aplicações
Laranja doce	Alegrar	Revigorante, estimulante, diurético e digestivo. Combate a fadiga, a melancolia, a depressão, a ansiedade e a tristeza. Proporciona sensação de alegria.
Lavanda	Socorro	Bactericida, regenerador celular, cicatrizante relaxante e calmante. Combate a enxaqueca, a hipertensão, o medo, ansiedades, flatulências, cólicas, TPM, traumas, estresse, tensão nervosa e melancolia. Auxilia no tratamento de queimaduras, hemorroidas, herpes e em dores em geral. Equilibra e harmoniza os ser.
Limão	Confiar	Estimulante, bactericida, tônico imunológico, digestivo e germicida. Auxilia na concentração, melhorando a memória e também na convalescença, na menstruação e na fadiga. Combate gripes e resfriados e é um ótimo purificador de ar.
Mandarina	Harmonizar	Antespasmódico, digestivo e relaxante. Alivia cãibras e auxilia no tratamento de herpes. Combate a insônia, os traumas, a irritabilidade e o mau humor.
Manjerona	Confortar	Anticefalálgico, antidepressivo e hematológico. Regenera o sistema nervoso, combate problemas musculares, artrites, ansiedades, insônias e angustias.
Menta	Tolerância	Tônico nervoso e hepático, antiácido, revigorante e expectorante. Combate a indigestão estomacal, náuseas, fadigas, dores musculares, cãibras e reumatismos. Auxilia na menopausa, clareia a memória e ajuda na concentração.
Noz-moscada	Estar	Estimulante nervoso. É afrodisíaco e digestivo. Combate a diarreia, a tristeza e a insegurança. Auxilia na convalescença.

Consulta rápida | 123

Óleo Essencial	Palavra-Chave	Aplicações
Olíbano	Meditar	Antisséptico pulmonar, estimulante suave, cicatrizante, rejuvenescedor, regenerador celular, bactericida e purificador de ambientes para cerimônias ritualistas e proteção espiritual. Combate a tosse, gripes, rugas e a tensão.
Patchouli	Centrar	Rejuvenescedor, regenerador, bactericida, cicatrizante, calmante, relaxante e tônico sexual. Combate a acne e auxilia na meditação.
Palma-rosa	Adaptar	Regenerador celular, rejuvenescedor, adstringente e antidepressivo. Combate o estresse, o nervosismo, a fadiga e a dermatose. É ótimo para limpeza facial.
Petitgrain	Reativar	Diurético, digestivo, bactericida, refrescante, revigorante, relaxante e purificador de ambientes. Combate a fadiga física e mental e a exaustão. Clareia a memória e a mente.
Pinho	Refrescar	Bactericida, regenerativo, descongestionante e expectorante. Combate a sinusite, a gripe e a bronquite. Ajuda na convalescença e alivia dores musculares e reumáticas.
Rosa	Amor	Tônico adstringente, cicatrizante, rejuvenescedor, regenerador celular, antirrugas e antidepressivo. Auxilia no tratamento de peles secas e normais e a controlar a menstruação irregular. Combate a herpes, o pânico, traumas, a angustia, a impaciência e a tristeza. Alivia cãibras e eleva a autoestima.
Gerânio	Curar	Bactericida, adstringente, cicatrizante, diurético, rejuvenescedor e antidepressivo. Resgata a feminilidade, auxilia na TPM e combate a celulite, a raiva, a agressividade e a frustração.

Óleo Essencial	Palavra-Chave	Aplicações
Sândalo	Unificar	Regenerador celular, tônico geral, antisséptico, afrodisíaco, cicatrizante e calmante. Auxilia no trato urinário, combate a frigidez, o egocentrismo, o estresse, a ansiedade, a agressividade e é bom para meditação.
Tangerina	Despertar	Combate a tensão leve, o medo, a tristeza, a irritabilidade e a insônia. Associado à lavanda é um ótimo relaxante.
Tea-tree	Encorajar	Bactericida, antiviral, fungicida, anti-infeccioso, purificador de ambientes e repelente. Combate a herpes, a micose, a acne e a fadiga física e mental.
Tomilho	Reestabelecer	Antiviral, bactericida, repelente e revitalizador físico e mental. Auxilia na convalescença, no tratamento de gripes e resfriados e de problemas respiratórios em geral. Combate o cansaço físico.
Vetiver	Reconectar	Estimulante hepático, renal e pancreático, regenerador celular de peles cansadas e tônico sexual. É reconfortante, auxilia a combater a desconexão com o mundo, a dispersão e o estresse excessivo.
Ylang-ylang	Amar	Afrodisíaco,e confortante. Auxilia a combater a tristeza, a raiva, a melancolia, a possessividade, a ansiedade e o estresse. É antidepressivo e ajuda com a TPM, com a autoestima e com a autoconfiança.

Glossário de Aromaterapia

Os termos a seguir são os mais comumentes usados na literatura da Aromaterapia.

Abortivo: que causa aborto.

Adstringente: auxilia na redução de mucosas, pois provoca a contração de tecidos e vasos sanguíneos.

Afrodisíaco: ativa o apetite sexual.

Analgésico: alívio da dor.

Antiácido: tem a finalidade de neutralizar o ácido produzido pelo estômago.

Antialérgico: atenua os sintomas da alergia.

Antialérgico: que age no combate das alergias.

Antibiótico: elemento que combate microrganismos evitando seu desenvolvimento.

Anticefalálgico: combate a dor de cabeça.

Anticoagulante: evita a coagulação ou a formação de coágulos no sangue.

Antidepressivo: evita a depressão ou estimula o ânimo de alguém em depressão.

Antiemético: evita a ânsia e o vômito.

Antiespasmódico: ajuda a aliviar espasmos e convulsões.

Antifúngico: age contra as infecções provocadas pelos fungos; Antimicótico.

Anti-helmíntico: vermífugo (combate os vermes).
Anti-infeccioso: medicamento que age contra a infecção.
Anti-inflamatório: que combate inflamações.
Antimicótico: que combate fungos responsáveis por micoses e outras doenças de pele.
Antimicrobiana: impede o desenvolvimento de micróbios.
Antinevrálgico: que combate as dores nos nervos.
Antioxidante: combatem os radicais livres responsáveis por acelerar o processo de envelhecimento.
Antirreumático: alivia dores reumáticas.
Antisséptico: auxilia no combate a microrganismos e na propagação de micróbios.
Antissudorífico: combate a transpiração exagerada.
Antitérmico: combate febres ou diminui a temperatura corporal.
Antitóxico: que elimina toxinas do organismo.
Antivirótico, antiviral: combate um ou mais vírus.
Aperiente: estimulante do apetite.
Balsâmico: solução aromática e refrescante.
Cânfora: resina extraída da canforeira, excelente repelente.
Carminativo: combate gases (flatulência).
Colagogo: auxilia a secreção de bílis.
Depurativo: auxilia na limpeza do sangue.
Diaforético: age na transpiração, provoca eliminação de impurezas por meio do suor.
Difusor: aparelho utilizado para aromatizar ambientes.
Diurético: auxilia na produção de urina, com o intuito de eliminar impurezas do organismo.

Emenagogo: auxilia no equilíbrio do fluxo menstrual.
Emético: que provoca vômitos.
Emoliente: auxilia no relaxamento de tecidos inflamados.
Ésteres: têm efeito calmante, pois atua diretamente no sistema nervoso central, também são poderosos agentes anti-espasmódicos e anti-inflamatórios.
Eupéptico: age na digestão.
Febrífugo: previne ou reduz a febre, diminuindo a temperatura corporal que está acima do normal.
Hemostático: auxilia no combate a hemorragias.
Hepatoprotetor: medicamento responsável por proteger as células hepáticas contra agentes tóxicos.
Hipertensor: ajuda a elevar a pressão sanguínea.
Hipoglicemiante: auxilia a produção de glicose no sangue.
Hipotensor: reduz a pressão sanguínea.
Holístico: que considera o ser humano como um todo e não como partes isoladas de um mecanismo.
Lactígeno: auxilia a estimular a produção de leite para lactantes.
Nerol: substância encontrada no óleo essencial da flor e das folhas da laranja azeda.
Olfato: um dos cinco sentidos que nos permite captar os aromas que nos cercam.
Reconstituinte: auxilia na recuperação geral.
Sistema límbico: sistema nervoso cerebral ligado a área das emoções.
Vulnerário: cicatrizante.

Bibliografia

BERWICK, Ann – *Aromaterapia Holística* – Record.

BONTEMPO, Dr., Márcio, *Medicina Natural* – Editora Nova Cultura, São Paulo, 1994.

CORRAZA, Sonia – *Aromacologia – uma ciência de muitos cheiros* – Senac.

DAVIS, Patrícia – *Aromaterapia* – Martins Fontes.

KELLER, Erich, *Guia Completo de Aromaterapia* – Editora Pensamento, São Paulo, 1989.

LAVABRE, Marcel – *Aromaterapia – a Cura pelos Óleos Essenciais* – Record

MAGRID, Geske; M. Grentini, Anny Margaly – *Compêndio de Fitoterapia – Herbarium*.

PRICE, Shirley – *Aromaterapia para Doenças Comuns* – Manole.

_____. *Aromaterapia e as emoções* – Ed. Bertrand Brasil.

RIBEIRO, Eduardo – *Plantas Medicinais e Complementos Bioterápicos* – Vida.

ROSE, Jeanne – *O livro da Aromaterapia* – Editora Campus.

SELLAR, Wanda – Óleos que curam – *O poder da Aromaterapia* – Nova Era.

SILVA, Adão Roberto – *Aromaterapia em Dermatologia e Estética* – Roca.

_____. *Tudo sobre Aromaterapia* – Roca.

TISSERAND, Robert, *A Arte da Aromaterapia*, Editora Roca, 13° Edição, São Paulo, 1993.

USJT. *Extração de óleos essenciais* – São Paulo – 2001.

WILDWOOD, Chrissie – *The Encyclopedia of Aromatherapy* – Healing Arts Press.